Locker bleiben, Mädels!

Impressum

Bibliographische Information Der Deutschen Bibliothek:
Die Deutsche Bibliothek verzeichnet diese Publikation in der Deutschen Nationalbibliographie; detaillierte bibliographische Daten sind im Internet über http://dnb.ddb.de abrufbar.

BW Bildung und Wissen
Verlag und Software GmbH
Südwestpark 82
90449 Nürnberg

Tel. 0911 / 9676-300
Fax 0911 / 9676-189
E-Mail: serviceteam@bwverlag.de
http://www.bwverlag.de

Umschlaggestaltung und Layout: Karin Lang, Nürnberg
Titelfoto: stockxpert
Satz: Hans-Jörg Jolli, Nürnberg
Druck: AALEXX Druck, Großburgwedel

ISBN: 978-3-8214-7673-5

Susanne Reinker

Locker bleiben, Mädels!

Die besten Rezepte für stressfreies Arbeiten

Bildung und Wissen Verlag
www.bwverlag.de

Inhalt

Vorwort

Klar gibt es Männer, die dauernd unter Druck sind. Die gereizt „Ich bin so was von im Stress" murmeln und sich erkennbar überlastet wieder über ihre Arbeit beugen. Die Anti-Stress-Ratgeber kaufen, zu Entspannungszwecken ätherische Öle versprühen, Meditationsmusik hören und regelmäßig Fünf-Minuten-Büro-Gymnastik machen.

Aber diese Männer sind die Ausnahme.

In der Regel ist im Arbeitsleben eher der Typ Mann anzutreffen, der mit Siegerlächeln einzig und allein über Erfolge redet, anstatt die Mühen auf dem Weg dorthin zu betonen. Der stressreiche Ängste wie „Das schaff' ich nie!" nicht hat oder jedenfalls nie zugeben würde. Der gar nicht erst versucht, es jedem recht zu machen, und der gegen kräftezehrende Druckmacher von Pessimismus bis Perfektionismus schon geschlechtsbedingt völlig immun ist. Der zu Stressreduktionszwecken Fehlerforschung grundsätzlich erst mal bei anderen als bei sich selbst betreibt. Der Kritik entrüstet vom Tisch wischt, anstatt die Qualität seiner Arbeitsleistung auch nur für den Bruchteil einer Sekunde in Frage zu stellen (obwohl das möglicherweise durchaus angebracht wäre). Der die größten Niederlagen sportlich nimmt und selbst da noch unverdrossen um den Sieg kämpft, wo viele Frauen sich apathisch dem tagelangen Totalausfall ihres Selbstbewusstseins ergäben. Und der dank dieser bewährten männlichen Stressvermeidungsstrategien eigentlich nur dann irgendwann Bekanntschaft mit Herzinfarkt & Co. macht, wenn er in klassischer Supermann-Manier den Bogen fröhlich immer wieder überspannt.

Stress hat mann nicht, Stress macht frau sich

Frauen sind da völlig anders. Klischee, schon klar, aber trotzdem wahr. Frauen haben von Haus aus mehr Stress. Zum Beispiel, weil sie für denselben Job immer noch flächendeckend weniger Geld bekommen als ihre männlichen Kollegen und weil die berühmte „gläserne Decke" ihren beruflichen Aufstieg aller Plackerei zum Trotz vielfach immer noch gekonnt verhindert. Vom Multifunktionsstress im Dreieck Kollegen-Küche-Kinder mal ganz zu schweigen.

Aber Frauen *machen* sich auch mehr Stress: Sie nehmen die Druckmacher am Arbeitsplatz oft genug viel zu ernst, können nicht richtig zwischen wichtig und unwichtig unterscheiden. Und obendrein schlagen sie sich mit Stress herum, der gar nicht von außen auf sie einhämmert, sondern völlig hausgemacht ist: vom chronisch wackeligen Selbstbewusstsein über die gnadenlose Selbstausbeutung bis hin zum garantiert unerreichbaren „Ich will es doch nur möglichst allen recht machen!"

Da liegt es auf der Hand, dass frau vom typischen „Stressmanagement" der Männer eine Menge lernen kann. Und in Stressbereichen, in denen die Herrschaften erfahrungsgemäß selten leuchtende Vorbilder sind – Arbeitsorganisation, Zeitmanagement, Konfliktbewältigung – gibt es erfreulicherweise einige goldene Tricks und Erkenntnisse, mit denen sich der Ausstieg aus dem täglichen Stress von jetzt auf gleich in Angriff nehmen lässt. Dieses Buch erklärt, wie das am besten klappt. Es bietet Ihnen:

- die cleversten Tricks im Umgang mit äußeren Stressfaktoren, von Zeitsaugern bis Choleriker-Chefs;

- einen Überblick über selbst fabrizierte Stressmacher – und über die klügsten Strategien, mit denen sie sich in den Griff bekommen lassen;

- wirksame Tu-dir-was-Gutes-Techniken als Nervenschutz und Stressausgleich;

- Erste Hilfe für Power-Mitarbeiter, die sich zu lange im Hamsterrad verausgabt haben und plötzlich merken, dass es fünf vor zwölf ist;

- Anregungen für alle, die Job und Leben wieder ins Gleichgewicht bringen und sich dauerhaft vom Prinzip Stress verabschieden wollen.

Manöver mit Doppel-Bonus

Dieses Buch versammelt zwar viel guten Rat – aber es kann Stress kaum in Nullkommanichts wegzaubern. Lesen allein genügt nicht; ein bisschen kritische Selbsterkenntnis gehört schon auch dazu. Und außerdem etwas Geduld, denn es kann erfahrungsgemäß ein Weilchen dauern, bis die eine oder andere Stress fördernde Eigenart neuen, sinnvolleren Techniken im Umgang mit dem täglichen Chaos weicht. Unterm Strich läuft das Ganze auf eine Weisheit aus Schulzeiten hinaus: Es ist alles eine Frage der Übung.

Nun ist Stress bei Frauen – anders als bei Männern, die bekanntlich selbst nach einem desaströsen Arbeitstag nachts selig schnarchend schlummern können – ein Phänomen, das vom Job ins Privatleben überschwappt und umgekehrt. Das kann sich bisweilen zur Stress-Spirale auswachsen, bietet aber andererseits auch eine Riesenchance: Wer der kräftezehrenden Dauerhektik, dem Gefühl der permanenten Überforderung, dem ständigen Angespanntsein und der wachsenden Sinn- und Lustlosigkeit wirklich den Kampf ansagen will, kann überall und jederzeit ins Manöver gehen und üben. Die Zeitsauger im Job lassen sich mit denselben Techniken abwehren wie die Zeitsauger im Privatleben. Dauernörgelnde Chefs kann man mit denselben Tricks in die Schranken weisen wie dauernörgelnde Schwiegermütter. Und der ganze selbstgemachte Stress, der ja nicht nur im Berufs-, sondern auch im Privatleben herumspukt, lässt sich auf Schritt und Tritt bekämpfen – und so allmählich vertreiben.

Wer den Stressmachern am Arbeitsplatz entschlossen an den Kragen geht, der verbessert nicht nur seine Stimmung und seine Leistung im Job. Sondern er verbessert auch ganz entscheidend seine Aussichten auf ein insgesamt entspannteres, angenehmeres und fröhlicheres Leben.

Danke

Meinen Testleserinnen Angelika Gutsche, Angela Hawkins, Dr. Irmgard Schmid, Dr. Birgit Schumacher und Stephanie Wimmer sowie meiner Lektorin Barbara Lösel danke ich für ihre großartige Hilfe und ihren klugen Rat.

Reinhard K. Sprenger danke ich nicht nur für die zahlreichen Gedankenanstöße, die mir sein Werk vermittelt hat, sondern auch für den ziemlich großen Groschen, der dadurch bei mir persönlich gefallen ist.

Und meinem Mann Ari Hantke danke ich von Herzen dafür, dass er mich liebenswürdig an meine eigenen Tipps erinnert, wenn ich aller Erfahrung zum Trotz gelegentlich doch wieder in Stress ausbreche.

Susanne Reinker
im Januar 2008

1. Unser täglich Stress gib uns heute

Von Adrenalin, Power-Frau-Ansprüchen und Stress, Hausmacher Art

Also eigentlich ist ja alles total einfach: Unterm Strich sind neunzig Prozent aller Stressmacher die Aufregung nicht wert. Wer trotzdem keine Nerven aus Edelstahl hat, der kann mit ein bisschen Übung und fernöstlicher Meditation kinderleicht die innere Ruhe erreichen, mit der sich selbst große Krisen souverän bewältigen lassen.

Theoretisch jedenfalls. Doch in der Praxis hält der Weg zur buddhistischen Gelassenheit dann doch immer wieder die eine oder andere Herausforderung bereit. Zum Beispiel einen dieser wunderbaren Tage, an denen es zum Frühstück nicht nur Brötchen gibt, sondern auch die Fortsetzung des Beziehungskrachs vom Vorabend. Dann fällt die U-Bahn aus und die nächste auch, der Chef fühlt sich prompt genötigt, einen Vortrag zum Thema Pünktlichkeit zu halten, im E-Mail-Eingang warten mehrere Dutzend Nachrichten darauf, endlich gelesen zu werden, sämtliche Konzentrationsversuche werden durch Gedanken an den Kontostand im Keim erstickt, der Kollege am Schreibtisch nebenan macht unüberriechbar schon wieder Knoblauchkur, auf der Großbaustelle gegenüber wird offenbar ein internationaler Wettbewerb im Presslufthämmern veranstaltet, und dann klingelt auch noch Ihr privates Handy. Der Nachbar von unten ist dran, er wirkt leicht hysterisch. Kein Wunder – es scheint da in Ihrer Wohnung einen größeren Rohrbruch zu geben ...

Stresshormone – lästige Lebensretter

In solchen Momenten heftiger Belastung sind ruhig Blut und klarer Kopf angesagt. Mit schnellem überlegtem Handeln lässt sich schließlich fast jede Krise halbwegs in den Griff kriegen. Dummerweise hat der menschliche Körper diese vernünftige Form des Krisenmanagements ganz offensichtlich noch nicht verinnerlicht. Er tritt gegen böse Überraschungen aller Art immer noch mit einem steinalten Katastrophenschutzprogramm an: Sobald er eine drohende Gefahr wahrnimmt, schickt er Massen von Stresshormonen ins Blut. Die versetzen den Körper in höchste Alarmbereitschaft, mobilisieren alle verfügbaren Energiereserven und schalten das Gehirn um auf Notstromaggregat. Alle komplizierteren Gedankengänge werden abgebrochen, weil in Sekundenbruchteilen über die eine alles entscheidende Frage entschieden werden muss: Angreifen, tot stellen oder doch lieber fliehen?

Diese Methode war bestimmt ausgesprochen nützlich, als es noch um die plötzliche Begegnung mit einem Säbelzahntiger oder einer Giftschlange ging. Doch auch wenn manche Chefs und VIP-Kunden eine gewisse Ähnlichkeit mit diesen Tierchen nicht verleugnen können, so bleibt doch festzustellen, dass aus den reflexartigen Rettungsmaßnahmen des Körpers inzwischen ein Riesenproblem geworden ist. Die grauen Zellen, die die Adrenalinpumpe bedienen, können nämlich zwischen „lebensbedrohlich“ und „stimmungsbedrohlich“ nicht unterscheiden und jagen deshalb sicherheitshalber grundsätzlich Stresshormone ins Blut, sobald ihnen etwas unheimlich vorkommt.

Das kann je nach Laune und Veranlagung eine Menge sein, und die Folgen sind immer die gleichen: Feuchte Hände, kalter Schweiß und Rumoren im Bauch; man kann nicht mehr richtig zuhören und sich nicht mehr konzentrieren, weil die Gedanken wild durcheinander schießen. Früher oder später kommt es zu Missverständnissen und Fehlern, die dann den nächsten Adrenalinstoß auslösen. Der wiederum verstärkt die erste Stresshormon-Welle und damit das Chaos im Kopf. Undsoweiterundsoweiter. Mit etwas Pech wird das Ganze zum reinsten Wellenbad, das erst nach einer halben Ewigkeit wieder abebbt.

Warm-up-Übung Nr.1: Stellen Sie Ihre Stress-Hitliste auf. Mit welchen Nervtötern können Sie sich erfahrungsgemäß einigermaßen arrangieren – und welche bringen Sie *wirklich* auf die Palme? Den schnellsten Erfolg in Richtung mehr Ruhe im Job haben Sie, wenn Sie sich gezielt Ihre persönlichen Top-Drei unter den Stressmachern vornehmen und den Rest tapfer erst mal als „nicht ganz unerträglich" ablegen.

Super Woman – super Stress

Dann und wann ein kleiner Adrenalinschub ist gar nicht mal das Problem; manchmal kommt er sogar genau im richtigen Moment und ermöglicht einen neuen Weltrekord oder wenigstens einen mitreißenden Vortrag. Dauerstress hingegen führt nicht zu Spitzenleistungen, sondern langfristig zum genauen Gegenteil. Von der chronischen Erschöpfung bis zur angeschlagenen Gesundheit ist es dann nicht mehr allzu weit.

Dieser Zusammenhang ist inzwischen genauso bekannt wie die Tatsache, dass Stress nichts anderes ist als eine biochemische Reaktion im Gehirn, die einerseits kaum vermeidbar, aber andererseits mit etwas Übung durchaus in den Griff zu bekommen ist. Wobei „etwas Übung" heutzutage weit mehr ist als eine nette Anregung, sondern fast ein Gesetz der Notwendigkeit. Denn das Sortiment der potenziellen Stressauslöser ist beachtlich und wird jeden Tag größer. Mittlerweile ist sogar der Bereich betroffen, in dem nun wirklich die völlige Entspannung herrschen sollte: Eine Menge Leute, die zu viel Programm in Wochenenden und Urlaube packen, leiden nun mal ganz eindeutig unter „Freizeitstress".

Daheim herrscht, zumindest für Frauen, sowieso häufig Druck-Alarm. Dass sie da tägliche Glanzvorstellungen als attraktive Lebensgefährtin, perfekte Hausfrau und – im Bedarfsfall – treusorgende Mutter geben sollen, klingt zwar mittlerweile nach Klischee, trifft die Wahrheit aber trotzdem ziemlich gut. Selbst das Privatleben von Single-Frauen ist nicht immer frei von so weit verbreiteten Stressmachern wie Perfektionismus und Harmoniesucht. Ansprüche in Richtung „Super-Woman" werden also nicht nur von außen erhoben, sondern können durchaus selbst gestrickt sein.

In der statistischen Durchschnittsfamilie ist mehrheitlich die Frau für die Haushaltsorganisation verantwortlich, auch wenn sie selbst berufstätig ist. Dank ihrer berühmten sozialen Kompetenz ist sie automatisch Beziehungsapotheke und Kummerkasten für sämtliche Freunde und Familienmitglieder, und zwar ganz egal, ob sie gerade Zeit und Kraft für ausgedehnte Beratungsgespräche hat oder nicht. Und was die Kindererziehung betrifft, so fallen Arztbesuche, Hausaufgaben und Elternabende wie selbstverständlich in ihr Aufgabengebiet. Die Bemühungen vieler Väter um ihren Nachwuchs sind fast zwangsläufig auf gemeinsame Freizeitvergnügen irgendwann zwischen Samstag und Sonntag begrenzt; in der Woche haben sie schließlich Wichtigeres zu tun.

Im Privatleben sind Sätze, die mit „Ich muss unbedingt ..." und „Du musst unbedingt ..." anfangen, immer eine kleine Überprüfung wert. Denn dahinter stecken überraschend viele Dinge, die genau genommen in den seltensten Fällen wirklich dringend und oft genug noch nicht mal wirklich zwingend sind.

„Wer gut ist, wird befördert" und andere Märchen aus der Arbeitswelt

Zu Hause gibt es rein theoretisch jede Menge Verpflichtungen. Es ist aber letztlich kaum etwas dabei, das sich im Überlastungsfall nicht kommentarlos oder aber mit einer gut gewählten Ausrede zusammenstreichen, verschieben oder gleich ganz absagen ließe. Das einzige, was dabei hinderlich sein könnte, ist ein schlechtes Gewissen: Bei Frauen mit großem Pflichtgefühl hält es gerne längere Moralpredigten, sobald sie es mal wagen, den inneren Schweinehund rauszulassen und lästige Termine wie den traditionellen Kegelabend mit den Schwiegereltern zu schwänzen. Doch diese kleinen pflichtvergessenen Aktionen – und besonders die ruhigen Stunden, die frau sich damit verschafft – tun so unglaublich gut, dass die Stimme des Gewissens irgendwann von alleine verstummt. Wie immer, so ist auch hier alles eine Frage der Übung.

Im Job hingegen drängelt nicht nur das schlechte Gewissen, sondern auch der Chef. Dazu kommen obendrein ein paar Stressmacher, die sich schon lange vor dem ersten Arbeitstag in den Hirnwindungen häuslich niederlassen. Hier eine kleine Auswahl: „Ohne Fleiß kein Preis", „Erst die Arbeit und dann das Vergnügen", „Wer gut ist, wird befördert", „Wer richtig sucht, der findet auch eine Arbeit, die ihm Spaß macht". Nicht zu vergessen *die* Betriebsanleitung für Frauen in der Arbeitswelt: „Immer hübsch fleißig sein!"

Im Laufe der Zeit machen sich dann gerne weitere Weisheiten aus derselben Abteilung im Jobzentrum des Gehirns breit: „Noch ein paar Jahre, und ich bin aus dem Gröbsten raus", „Wer gut ist, behält seinen Job", „Heute richtig ranklotzen, damit morgen die Rente stimmt". Und vor allem der legendäre Holzweg „Den Stress tu' ich mir nur bis zur Beförderung an". Nach der Beförderung geht's mit dem Stress nämlich aller Wahrscheinlichkeit nach erst richtig los, denn man muss dem Chef beweisen, dass man den Aufstieg tatsächlich verdient hat. Und auch alle anderen Sinnsprüche dieser Art zeichnen sich eher durch eine gewisse kindliche Gutgläubigkeit aus als durch wissenschaftliche Belegbarkeit; schließlich lässt sich die Zukunft in den seltensten Fällen auf Jahrzehnte hinaus genau berechnen.

Wer dazu neigt, sich von hirninternen Sklaventreibern wie „Immer hübsch fleißig sein!“ tyrannisieren zu lassen, der sollte gelegentlich diskret beobachten, was eigentlich die lieben Kollegen für dasselbe Gehalt leisten. Das schützt zuverlässig davor, ohne Not ständig am Limit zu arbeiten.

„Belastbarkeit ist Einstellungsvoraussetzung“

Es gibt zwar schon seit längerem eine Menge angenehmerer Dinge zu betrachten als die Spielregeln des Arbeitsmarkts. Aber da viele Druckmacher nun mal von da kommen, blicken wir den Tatsachen doch einfach kurz ins Auge. Bekanntlich lässt sich mit Bedrohungen aller Art sehr viel besser umgehen, wenn man sie genau anschaut und ihr tatsächliches Ausmaß untersucht. Und genau das bewahrt Sie zuverlässig davor, sich von Gefahrenszenarios einschüchtern zu lassen, die zwar furchterregend plausibel klingen, aber von Ihrer persönlichen Wahrscheinlichkeit letztlich ziemlich weit entfernt sind.

Also dann. In der heutigen Arbeitswelt schwinden alte Gewissheiten; inzwischen müssen sogar Beamte gelegentlich um ihre Jobsicherheit bangen. Gleichzeitig steigen die Ansprüche der Arbeitgeber, schließlich haben sie je nach Branche eine geradezu überreichliche Personalauswahl. Gefordert wird neben herausragender fachlicher Kompetenz hundertzwanzigprozentige Einsatzbereitschaft, Flexibilität, Mobilität und Anspruchslosigkeit in Sachen Urlaub und Bezahlung. Und vor allem bedingungslose Fügsamkeit im Umgang mit Chefs, die in Sachen Personalführung eher selten als Naturtalente auffallen.

Die Folgen dieser Großwetterlage sind schnell skizziert: Von einigen märchenhaften Ausnahmen abgesehen, lassen die Bereiche Anerkennung, Spaßanteil und Zufriedenheit im Job derzeit eher zu wünschen übrig. Da ist es ausgesprochen weise, Wunschvorstellungen vom perfekten Job auf ein realistisches Maß zurückzustutzen. Statt Selbstverwirklichung ist nun mal eher Belastbarkeit angesagt, und es gehört heutzutage einfach dazu, einen gewissen Stresspegel problemlos wegzustecken.

In Zeiten, in denen Stress offenbar zur Grundausstattung jeder Stelle zu gehören scheint, sollte man sich regelmäßig die guten Seiten am Job vor Augen führen. Bei längerer Suche findet sich meist der eine oder andere Vorteil und macht die schlechten Seiten leichter erträglich. – Bei Ihnen wirkt dieser Psychotrick schon lange nicht mehr? Bitte gleich weiterblättern zu Kapitel 9.

Von Geruch bis Geräuschkulisse - die ganz normalen Widrigkeiten im Job

Wer unzufrieden mit seinem Job ist, weil er sich sein berufliches Dasein ganz anders (sprich: angenehmer) vorgestellt hatte, der landet wahrscheinlich irgendwann im Stress, weil die Unzufriedenheit auf Dauer die lebensnotwendige Gelassenheit unterspült. Mitarbeiter, die an dieser Form von Stress leiden, leiden allerdings auf recht hohem Niveau. Es gibt schließlich auch handfeste Stressmacher die sich in vielen Jobs völlig ungefragt *von außen* in die tägliche Arbeitsbewältigung mischen.

Die Schwachstellen der allgemeinen Arbeitsbedingungen fallen immer als erstes ins Auge. Klassiker unter den Nervtötern sind: Gehörschädigender Geräuschpegel durch schlecht isolierte Fenster, ständiges Telefonklingeln und dauerschwätzende Kollegen; akuter Sauerstoffmangel, weil sich die Fenster nicht öffnen lassen (falls es überhaupt Fenster gibt) oder weil die Klimaanlage kaputt ist; gemeingefährliche Geruchsbelästigung durch Parfums, Rasierwasser, Nikotinatem, Drucker und Döner essende Schreibtisch-Nachbarn; altersschwache Bürostühle, flackernde Bildschirme und andere Ausrüstungsgegenstände, deren Einsatz langfristig auf Körperverletzung hinausläuft.

Höllische Arbeitsbedingungen von Lärm bis Luftverschmutzung sind kein unabwendbares Schicksal: Gegen Problemzonen zwischen Kollegen helfen gemeinsam aufgestellte Regeln, und gegen schlechte Arbeitsausrüstung hilft erstaunlicherweise oft ein gemeinsames Gespräch mit dem Chef. Er hat schließlich am meisten davon, wenn sein Team dank besserer Ausstattung besser motiviert ist und bessere Leistungen bringt.

„Der Job ist ja ganz gut - wenn nur die ganzen Leute nicht wären..."

Klar ist es nicht gerade konzentrationsfördernd, wenn im Büro grundsätzlich ein Lärmpegel herrscht wie in der Haupthalle des Frankfurter Flughafens. Aber letztlich ist auch das unterm Strich eher harmlos im Vergleich zu den Gefühlen, die diverse Mitmenschen bisweilen am Arbeitsplatz auslösen.

- **Der Chef.** Karriereratgeber geben standardmäßig Tipps, wie man als Mitarbeiter wohl am besten mit „liebenswerten Chaoten", „geifernden Cholerikern" und „Delegationsdeppen" unter den Vorgesetzten fertig wird. Und auch in diesem Buch ist dieser Truppe aus der Geisterbahn aus gegebenem Anlass ein eigenes Kapitel gewidmet, siehe Seite 111.

- **Die Kollegen.** Sie sorgen durch freundschaftliche Bindungen oder wenigstens durch kleine Schwätzchen zwischendurch für den Spaßanteil im Job, den es vom Chef nicht gibt. Gelegentlich kann es jedoch auch ganz anders kommen, und der Umgang mit dem einen oder anderen Kollegen wird zum täglichen Alptraum. Daher beschäftigt sich Kapitel 6 ausführlich mit dem ABC der Kriegs- und Krisenvermeidung in den Beziehungen am Arbeitsplatz.

Warm-up-Übung Nr. 2: Stellen Sie eine Hitliste auf mit den Top-Fünf unter den Dingen, die Ihnen im Stress erfahrungsgemäß so richtig gut tun – und sorgen Sie dafür, dass an Ihrem Arbeitsplatz wenigstens drei davon sofort greifbar oder machbar sind, wenn der Adrenalinpegel die Erträglichkeitsmarke überschreitet.

Stress, Hausmacher Art

Zeit für eine kleine Zwischenbilanz: Paradiesische Arbeitsbedingungen sind eine sagenumwobene Ausnahme. Dafür hat der Durchschnittsmitarbeiter regelmäßig das Problem, wie er mit den Stressauslösern klar kommt, die jeden Tag von außen auf ihn einstürzen. Diese äußeren Launekiller lassen sich bedauerlicherweise eher selten von jetzt auf gleich abstellen – es sei denn, man stellt gleich alles ab und sucht sich einen neuen Job. Sie lassen sich aber immerhin auf ein erträglicheres Maß zurückstutzen und durch das tägliche Sammeln von ein paar guten Momenten neutralisieren. Was viel besser ist als gar nichts, siehe Kapitel 2.

Der Stress von außen ist jedoch nur die eine Hälfte. Die andere Hälfte ist der Stress, Hausmacher Art. Dafür haben Frauen ein besonderes Händchen, wie dieses Buch noch zeigen wird. Doch unabhängig davon sind letztlich beindruckend viele Menschen Spezialisten darin, sich auf die eine oder andere Weise selbst Stress zu machen, und stellen das auch täglich unter Beweis – ob es nun um so banale Dinge geht wie chaotische Arbeitsorganisation oder chronische Unpünktlichkeit, oder um hochkomplizierte Gedankenwelten wie Perfektionismus, Pessimismus und Unentbehrlichkeitswahn.

Insofern ist an dem Spruch „Stress hat man nicht, Stress macht man sich" durchaus etwas Wahres dran. Manche Leute reagieren nun mal schon gestresst, wenn sie ausnahmsweise etwas machen sollen, was einen Hauch von ihrer täglichen Routine abweicht. Andere bleiben noch souverän und gelassen, wenn um sie herum gerade alles zusammenbricht. Und das wiederum ist eigentlich ein ausgesprochen gutes Zeichen: Wenn es Menschen gibt, die in typischen Stress-Situationen die Ruhe bewahren, dann können Sie das höchstwahrscheinlich auch. Jedenfalls, wenn Sie ein bisschen üben.

Die schlechte Nachricht: Zum Stress von außen kommt der ganze Stress, den man sich selbst macht. Die gute Nachricht: Wenn Sie beschließen, den selbstgemachten Nervtötern keine Chance mehr zu geben, sind sie irgendwann wie ein lästiger Spuk einfach verschwunden. Und Sie haben Ihre Ruhe.

Die Überforderung unter der Lupe

Es ist immer eine gute Idee, seine persönliche Stress-Hitliste mal etwas genauer unter die Lupe zu nehmen und alles möglichst ehrlich auf den vorhandenen Eigenanteil abzuklopfen. Welch erstaunliche Ergebnisse das zu Tage fördern kann, zeigt sich am Klassiker unter den Stressfaktoren – dem Gefühl der ständigen Überforderung. Auf den ersten Blick liegt es einfach an „zu viel Arbeit“ und an Chefs, die Tag für Tag Übermenschliches von ihren Mitarbeitern verlangen.

Wenn Sie mutig genug sind, auch einen zweiten Blick zu wagen, entdecken Sie allerdings möglicherweise noch ein paar andere Ursachen. Die sind zwar unter Umständen nicht so ganz leicht zuzugeben. Doch wer sich im Job ernsthaft mehr Gelassenheit verschaffen will, der kommt um diese kleine selbstkritische Analyse nicht herum. Chronische Überforderung ist nämlich nicht nur auf unüberwindbare Arbeitsberge und gnadenlose Vorgesetzte zurückzuführen, sondern möglicherweise auch auf

- Schwächen in den Bereichen Arbeitsorganisation und Zeitplanung;
- Fachwissen, das nicht mehr auf dem neuesten Stand ist;
- Schwierigkeiten damit, Wichtiges von weniger Wichtigem zu unterscheiden;
- den zeitraubenden Ehrgeiz, grundsätzlich nur perfekte Arbeit abzuliefern, auch wenn die gar nicht immer gefordert ist;

- zu wenig Informationsaustausch mit Chefs, Kollegen und Kunden;
- Probleme damit, auch mal Nein zu sagen und Grenzen zu ziehen, wenn alles zu viel wird.

Kleine Stress fördernde Schwächen finden sich bei circa neunzig Prozent aller Berufstätigen. Also sind ein paar Eingeständnisse in dieser Richtung alles andere als peinlich, sondern vielmehr außerordentlich nützlich. Denn wer weiß, wo es hakt, kann den Druckmachern gezielt an den Kragen gehen.

Der Trend zur Selbstausbeutung

Falls Sie an dieser Stelle keine Lust und/oder keine Zeit mehr haben, diese kleine selbstkritische Stressanalyse noch weiter zu treiben, können Sie der Einfachheit halber gleich weiterblättern zu Kapitel 3. Da gibt es Erste Hilfe bei Chaos-Tagen, und vielleicht ist das ja genau das, was Sie gerade dringend brauchen. Falls Sie nicht ganz so im Stress sind oder aber noch ein bisschen mehr darüber erfahren wollen, was alles hinter der Überforderung stecken könnte, bekommen Sie hier ein paar zusätzliche Denkanstöße.

Das Alles-too-much-Gefühl hat nämlich häufig eine Vorgeschichte. Über lange Zeit gibt man aus freien Stücken buchstäblich sein Bestes, ist mehr oder weniger rund um die Uhr für die Firma im Einsatz oder zumindest erreichbar, erledigt grundsätzlich alles im fünften Gang. Hinter dieser Bereitschaft stehen – bewusst oder unbewusst – hohe Erwartungen: der Traum von Beförderung und Karriere, das Streben nach einem gewissen Lebensstandard, der Wunsch nach Bewunderung und Anerkennung für vollbrachte Leistungen, die Hoffnung, durch bedingungslose „Job Identification" den Arbeitsplatz sichern zu können. Kurz: Stress durch Selbstausbeutung. Und der wird gerne noch ein bisschen größer bei Turbo-Mitarbeitern,

- die ihr Selbstbewusstsein einzig und allein aus ihrer beruflichen Leistung ziehen;

- die sich mit Schwarz-Weiß-Gedanken („Wenn ich das jetzt nicht mache, werde ich bestimmt gefeuert“) auch da unter Druck setzen, wo gar kein Druck von außen herrscht;
- die bereitwillig Überstunde auf Überstunde häufen, weil zu Hause sowieso nichts oder jedenfalls nichts Erfreuliches zu erwarten ist.

Für Stress durch Selbstausbeutung sind Männer wie Frauen anfällig, allerdings aus teilweise unterschiedlichen Gründen: Während es ersteren im Wesentlichen um Aufstieg und Status geht, spielen bei letzteren auch so „typisch weibliche“ Gefühle eine Rolle wie der Wunsch, es allen anderen möglichst recht machen, kurz: gefallen zu wollen.

So oder so führen beide Wunschvorstellungen nicht immer ans Ziel, sondern wahrscheinlicher zu Arbeitssucht und Burn-out, siehe Kapitel 9. Was die Arbeitgeber betrifft, so freuen sie sich natürlich über jede treue Seele, die sich unter Aufbietung aller Kräfte für die Firma unentbehrlich machen möchte und womöglich sogar noch krank ihre Mitarbeiterpflichten erfüllt. Doch das hindert kaum jemanden unter ihnen daran, im Rahmen größerer Rationalisierungsmaßnahmen selbst die besten Leute schulterzuckend auf die Straße zu setzen.

Gegen den Hang zur Selbstausbeutung hilft zuverlässig der Gedanke daran, dass es dafür von Seiten des Arbeitgebers keinerlei garantierte Gegenleistung gibt und im Zweifelsfall noch nicht mal ein ordentliches Dankeschön.

Wenn der Stress zum guten Ton gehört

Tja, auch das gibt's: Abteilungen und sogar ganze Unternehmen, in denen es einfach dazu gehört, im Stress zu sein. Jeder redet davon, alle lassen – ob nun durch wortreiche Erklärungen oder nur durch einen gestressten

Gesichtsausdruck – keinerlei Zweifel daran, dass sie ständig am Leistungslimit sind.

Es lohnt sich, dieses Phänomen mal genauer unter die Lupe zu nehmen. Vor allem, wenn auch Sie in so einer Umgebung arbeiten. Denn dahinter steckt nicht selten:

- **Ein Muss in Sachen Selbstdarstellung**. Das ist immer dann der Fall, wenn ein Vorgesetzter (oder die kollektive Firmenkultur) die erkennbare Gelassenheit eines Mitarbeiters, seinen aufgeräumten Schreibtisch und sein pünktliches Verlassen des Arbeitsplatzes am Feierabend grundsätzlich zum Anlass nimmt, einen Anfangsverdacht in Richtung sträfliche Faulheit zu entwickeln, frei nach dem Motto: „Wer nicht im Stress ist, der hat wohl nicht genug zu tun“.
- **Eine äußerst wirksame Schutzmaßnahme** gegen zu viel Arbeit. Denn wer mit seinen augenblicklichen Aufgaben schon so viel zu tun hat, dass er trotz größten Engagements sichtlich gestresst ist, dem kann man als halbwegs verantwortungsvoller Chef kaum noch mehr aufbürden.

„Ich bin total im Stress“ ist nicht selten auch ein Selbstdarstellungs- oder Tarnmanöver gegenüber allzu anspruchsvollen Chefs. Das ist völlig okay so und funktioniert auch hervorragend. Vorausgesetzt, man fühlt sich nicht eines Tages allein deshalb ständig gestresst, weil man ständig darüber redet.

2. Heute schon getankt?

Die ergiebigsten Energiequellen für Turbo-Mitarbeiter

Kein Formel-1-Fahrer würde auf den Gedanken verfallen, die Boxenstopps einfach wegzulassen, um schneller durchs Ziel zu kommen. Wer jetzt die Augen verdreht nach dem Motto „Selten so was Blödes gelesen, ohne Tanken kommt man schließlich nicht weit", der hat selbstverständlich völlig Recht. Stellt sich die Frage, warum so mancher Mitarbeiter Tanken für überflüssigen Luxus hält, obwohl das Arbeitsleben doch in den meisten Fällen nichts anderes ist als eine gewaltige Formel-1-Fahrt. Genauso stressreich, aber leider bedeutend schlechter bezahlt und auch nicht nach ein paar Runden zu Ende.

Stattdessen steht im Normalfall jahrzehntelanger Dauereinsatz auf dem Programm. Das ist, je nach Job und Belastung, nicht unbedingt automatisch ein Grund zur Klage. Aber es ist immer ein Grund, sich um die regelmäßige Wartung seines wichtigsten Arbeitsinstruments zu kümmern. Und das ist der eigene Körper. Der ist zwar zu unglaublichen Spitzenleistungen fähig („Wie hab ich das damals nur geschafft?"), doch wenn er dauerhaft Höchstleistungen bringen soll, braucht er entsprechende Pflege und regelmäßige Energiezufuhr von außen.

Was aufwendiger klingt, als es ist, zumal die wichtigsten Punkte der Pflegeanleitung in die Kategorie „gesunder Menschenverstand" gehören. Weil jedoch das simple Motto „für körperlichen Ausgleich sorgen" unter Stress oft komplett in Vergessenheit gerät, folgt nun eine kleine Erinnerung an die Basics der Körperpflege für Turbo-Mitarbeiter.

Zwischen schlaff und Schlaf

Einfacher geht's nicht: Das beste Anti-Stress-Mittel ist schlicht genug Schlaf, denn den brauchen Körper und Hirn, um sich von den Anstrengungen des Tages zu erholen. Das ist wissenschaftlich lange erwiesen und allgemein bekannt. Trotzdem hält es kaum jemanden davon ab, auf alle möglichen wichtigen oder auch weniger wichtigen Sonderaufgaben reflexhaft mit „Dann mach ich eben Nachtschicht" oder „Ich stell halt den Wecker auf vier Uhr" zu reagieren.

Dabei ist das ein Holzweg von den Ausmaßen eines Highways: Klar gewinnt man dadurch ein paar Stunden. Und je nach dem, wie viel Schlaf man braucht, kann man die „gewonnene" Zeit auch gut nutzen. Aber früher oder später gibt's für Schlafentzug immer die Quittung. Chronische Müdigkeit, Konzentrationsunfähigkeit, Fehleranfälligkeit, sprich: Stressfaktoren allererster Güte machen den Zeitgewinn irgendwann wieder zunichte. Schlicht weil man müde für alles viel länger braucht. Da ist es nur klug, gerade in anstrengenden Phasen sowohl auf „funny work hours" als auch auf nachtfüllende Freizeit-Events so weit wie möglich zu verzichten und den Stresspegel im Schlaf wieder auf ein erträgliches Maß runterzubringen.

Schlaf ohne Schäfchen

Sie können sowieso schlecht schlafen? Dagegen lässt sich durchaus mehr tun als Schäfchenzählen:

- Mit einer neuen, guten Matratze und einem neuen Lattenrost kann man sich oft auf spektakulär schnelle Weise von jahrelangen Schlafproblemen befreien. Das kostet dann zwar gut und gerne so viel wie ein zweiwöchiger Urlaub – aber Sie haben bedeutend länger was davon.

- Für alle, die nachts vor lauter Überlastung aus dem Schlaf hochschrecken, weil ihrem Unterbewusstsein mal wieder irgendetwas eingefallen ist, das am nächsten Tag unbedingt erledigt werden muss: Der gute alte Notizblock am Bett wirkt Wunder gegen stundenlanges, schlaftötendes Auswendiglernen von To-Do-Listen.

- Aufschreiben nützt nichts? Dann gehen Sie gegen die siedend-heißen Dringlichkeiten mit einer simplen Frage vor: „Was kann ich eigentlich *im Augenblick* tun?" Die Antwort lautet, in den meisten Fällen: Nichts, es ist schließlich mitten in der Nacht. Was letztlich beruhigend ist, denn das bedeutet gleichzeitig, dass auch dringende Angelegenheiten bis zum nächsten Morgen unmöglich noch dringender werden können.

- Keine Angst vor kleinen Helfern: In längeren Krisen ist es vernünftiger, dem Schlaf ein bisschen auf die Sprünge zu helfen, als sich schlaflos durch die Nacht zu quälen. Sehr hoch dosiertes Johanniskraut aus der Apotheke ist erstaunlich wirksam, wenn man es regelmäßig einnimmt. Und wer keine Scheu vor pharmazeutischen Produkten hat, kann sich vom Arzt auch mal eine Einschlafhilfe verschreiben lassen.

Raus aus dem Schlafzimmer mit der gesamten Kommunikationstechnik: Telefone, Handys, Handhelds, Laptops & Co. auf dem Nachttisch sind erstens Unruhestifter, auch wenn sie nicht in Benutzung sind. Und zweitens verbreitet Businesstalk im Bett nicht gerade knisternde Erotik. Was ausgesprochen schade ist, weil Sex zu den Dingen gehört, mit denen sich der Stresspegel aufs Angenehmste absenken lässt.

Boxenstopp!

Männer scheinen besser zu wissen als Frauen, dass Pausen einfach Gold wert sind. Anders ist jedenfalls nicht zu erklären, dass die Jungs selbst im größten Stress regelmäßig für ein Stündchen oder auch länger verschwinden, um mit Kumpels aus Studientagen oder wenigstens beim gepflegten Business-Lunch eine kleine entspannende Arbeitsunterbrechung einzulegen.

Frauen hingegen haben erstens immer gleich ein schlechtes Gewissen, wenn sie mal gerade fünf Minuten nichts zu tun haben oder irgendwas liegen lassen (und sei es, bei Licht betrachtet, noch so unwichtig). Und zweitens neigen sie aus einer Art typisch weiblicher Aufopferungshaltung oft dazu, ausgerechnet in den alleranstrengendsten Phasen auf persönliche Erholungszeiten zu verzichten.

Dazu tendiert der klassische männliche Workaholic zwar auch, aber in diesem Kapitel geht es noch gar nicht um richtiggehende Arbeitssucht, sondern „nur" um den ganz normalen Multistress. Über den Job hinaus werden Frauen regelmäßig mit vielen Ansprüchen aus dem Bereich „family & friends" konfrontiert. So sehen sie ihre einzige Rettung oft darin, alle überhaupt verfügbare Zeit reinzubuttern, inklusive Wochenenden und Urlaube. Obwohl doch die einzige *wirkliche* Rettung darin besteht, regelmäßig Pause zu machen.

Maßnahmen gegen Multistress

Im Privatleben sind Anrufbeantworter, abgestellte Klingeln und Mobiltelefone sowie großzügige Lücken im Terminkalender der reinste Pausen-Segen. Schließlich gibt es kaum etwas Entspannenderes als die Stunden, in den man einfach mal seine Ruhe hat. Je nach dem, wie stark der – echte oder vermeintliche – Druck durch „soziale Verpflichtungen" ist, braucht es manchmal etwas Übung, schlicht eine Weile nicht erreichbar zu sein (gilt vor allem für Handy-Süchtige). Doch in der Regel stellt sich überraschend schnell heraus, dass Sie in diesen Ruhephasen nichts von Bedeutung verpassen. Und dass die Welt sich ohne größere Katastrophen weiterdreht, auch wenn sie Sie einen Nachmittag lang nicht erreichen kann.

Was den Job betrifft, so ist es leider nicht ganz so leicht, sich bei Bedarf einfach auszuklinken. Trotzdem gibt es immerhin ein hochoffizielles Recht auf Mittagspausen und – je nach Branche – sogar noch weitere Ruhephasen. Unabhängig davon können sich die meisten Menschen sowieso nicht länger als zwanzig Minuten am Stück konzentrieren. Also ist es nur vernünftig, größere Arbeitsberge in Etappen in Angriff zu nehmen, anstatt sich Kraftakte zuzumuten, die zwangsläufig eher Frust als Erfolgserlebnisse bringen. Für alle, die sich mit dieser Erkenntnis schwer tun, gibt's jetzt die wichtigsten Faustregeln zum Thema auf einen Blick:

- **Pause!** Je stärker der Druck, desto wichtiger die Pausen. Wer selbst in der größten Hektik auf keine einzige Minute seiner Mittagspause verzichtet, ist kein Egoist, sondern Überlebenskünstler. Außerdem kann er nachmittags schlicht besser arbeiten.

- **Rechtzeitige Pause.** Pausen sind dann am erfrischendsten, wenn Sie sie einlegen, *bevor* Sie das Gefühl haben, dringend eine zu brauchen. Denn dann dauert es länger, bis das Erholungsgefühl eintritt.

- **Stressfreie Pause.** Klar können Sie in Ihren Pausen „mal eben schnell was erledigen". Aber Sie werden wesentlich mehr davon haben, wenn Sie sie konsequent als Zeit für sich ansehen und in dieser kostbaren Zeit nur das tun, was Ihnen Spaß macht. Oder aber, noch besser: einfach mal Nichtstun üben.

Irgendwann ist Feierabend! Selbst wer jobbedingt nicht zu festen Zeiten den Griffel fallen lassen kann, sollte für sich selbst ein paar klare Regeln aufstellen: „Mittwochs mach ich immer um sechs Uhr Schluss" oder „Am Wochenende keine Arbeit außer samstags von zehn bis zwölf". Sie wissen schon, dass Sie das nie schaffen? Bitte gleich vorrücken zu Kapitel 9.

Die schönsten Tage im Jahr

„Pause mach ich, wenn ich im Urlaub bin“ klingt zwar einleuchtend, ist aber trotzdem nicht allzu wirklichkeitstauglich. Erholung tritt selten auf Kommando ein, und übersteigerte Erwartungen an „die schönsten Tage im Jahr“ sind ein klassischer Stressmacher. Abgesehen davon reichen irgendwann selbst drei Wochen Malediven nicht mehr aus, wenn das alles ist, was Sie Ihrem Körper pro Jahr als Erholungspause gönnen.

Das ist nicht zuletzt eine Frage des Alters: Mit Mitte zwanzig genügt ein Kurzurlaub alle Jubelmonate, um die Batterien nachzuladen. Doch spätestens Mitte dreißig tritt für fast alle Power-Berufstätigen der Drei-Wochen-Bedarfsfall ein: Die erste Woche braucht man, um sich vom gestressten Zombie wieder in einen halbwegs normalen Menschen zurückzuverwandeln. (Diese Phase verlängert sich gerne, sofern man, typisch für Dauergestresste, im Urlaub erst mal krank wird). Die zweite Woche ist die klassische Erholungsphase, in der man genießt und zu neuen Kräften kommt. In der dritten Woche meldet sich dann allmählich wieder die Lust am Job – und die wiederzufinden, ist absolut überlebenswichtig, denn bis zu den nächsten Ferien wird es bestimmt ein Weilchen dauern.

Sie können unmöglich drei Wochen am Stück in Urlaub gehen? Das ist unter der Bedingung nicht weiter dramatisch, dass Sie Ihren Urlaub dann eben in machbaren Happen planen – Hauptsache, Sie nehmen ihn überhaupt, anstatt ihn resigniert verfallen oder sich auszahlen zu lassen. Es ist natürlich rein theoretisch vorstellbar, dass Sie völlig Recht haben mit Einschätzungen wie „Bei der Geschäftslage kann ich unmöglich weg“, „Es geht einfach zu viel schief, wenn ich nicht da bin“ oder, in diesen Zeiten auch weit verbreitet, „Wer weiß, ob es meinen Job noch gibt, wenn ich wiederkomme, da bleib ich lieber hier“. Kann alles sein, ist aber trotzdem um die falsche Ecke gedacht. Denn wer dauerhaft auf Urlaub verzichtet, der ist zwar immer zur Stelle, um „Job Identification“ zu beweisen, Kollegen wie Chefs unter die Arme zu greifen und Krisenmanagement zu leisten. Doch irgendwann ist schlicht Schluss mit den uneigennützigen Heldentaten: Akku leer.

Kein Job der Welt erfordert zwingend die permanente Erledigung durch immer dieselbe Person – und wenn sogar Kanzler und Präsidenten ihre Länder vertrauensvoll in die Hände von Vertretern legen und in Urlaub fahren können, dann können Sie das auch.

Wochenenden zwischen Wellness und Planungswahn

Was der Urlaub für das Arbeitsjahr ist, ist das Wochenende für die Arbeitswoche: Auszeit, Erholungspause, Erfrischungsgelegenheit. Jedenfalls für alle, die sich an ihren freien Tagen auch wirklich konsequent etwas Gutes tun. Ob das Bergwandern, Bügeln oder gepflegtes Nichtstun ist, spielt nicht die geringste Rolle; Hauptsache, am Ende kommt kein Freizeitstress dabei raus. Den verbreiten oft ausgerechnet die Lieben im Familien- und Freundeskreis, die über Ihren Arbeitsstress in der Regel bestens Bescheid wissen und Ihnen deshalb an Ihren freien Tagen wenigstens ein bisschen Luft zum Atmen gönnen sollten. Aber nein, ausgerechnet dann türmen sich die Ansprüche: „Man sieht dich ja nie mehr, lass uns doch dieses Wochenende was zusammen machen!“, „Wie wär’s, wenn wir Samstag Abend mal wieder wie früher ...“, „Mensch jetzt sei doch *einmal* spontan, und komm einfach auf einen Drink vorbei“, „Also wenn Du mir jetzt wieder verklickern willst, dass Du keine Zeit für mich hast, dann bin ich echt beleidigt – es ist schließlich Wochenende!“

Genau. Und wer da den privaten Stressmachern pflichtbewusst oder resigniert den kleinen Finger reicht, ist selber schuld, wenn er am Ende an den schönsten Tagen der Woche mit Haut und Haar von anderer Leute Ansprüchen verschlungen wird.

Family & Friends sind wunderbar, bereichernd, lebenswichtig – aber alle auf einem Haufen im Terminkalender manchmal trotzdem einfach zu viel. Der Gefahr der Überdosis können Sie jedoch leicht entgehen, wenn Sie vor lauter Dingen, die andere am Wochenende von Ihnen erwarten, nie die Dinge aus dem Blick verlieren, die Ihnen selbst wirklich Spaß machen.

Wobei „Tun, was mir selbst wirklich Spaß macht" ebenfalls still und schleichend zum Stressmonster werden kann. Der klassische Freizeitstress wird schließlich durchaus nicht nur von den üblichen Verdächtigen ausgelöst, sondern ist oft selbstgemacht. Freitag Nachmittag Friseur und/oder Maniküre, dann Salsa-Kurs mit Open End. Samstag Vormittag „kurz zu Ikea", dann auf einen Sprung in die Stadt, dann Einladung zum Abendessen, dann Party, dann noch eine Party, weil: „Wenn ich da nicht hingeh, werd ich nie wieder eingeladen". Sonntag Morgen, nach dem rituellen Nordic-Walking, Ausflug zu diesem wunderbaren Landgasthof (inklusive vierzig Minuten Stau); am Nachmittag endlich in diese sagenhafte Kunstausstellung. Falls die doch nicht so sagenhaft ist, gibt's da noch einen superguten Film im Kino. Abends Konzert-Abo, danach noch auf ein Glas Wein (oder zweidrei) ins Bistro um die Ecke. Montag Morgen: Möglicherweise erfrischt, entspannt und tatendurstig. Aber genauso möglicherweise müde, verknittert, verkatert und mit einem Anflug von Panik in den Knochen angesichts der unüberschaubaren Herausforderungen der neuen Arbeitswoche.

Die alte Weisheit „Das Wichtigste am Terminkalender sind die unverplanten Momente darin" gilt nicht nur für den Job, sondern ist auch für die Wochenend-Gestaltung wärmstens zu empfehlen. Insbesondere für Party Animals, aktive Freizeitgestalter und andere Menschen ohne angeborenen Hang zur Muße, sofern sie am Montag Morgen verdächtig oft erschöpfter sind als am Freitag Nachmittag.

Nerven-Nahrung

Nein, hier kommen jetzt nicht die üblichen Ermahnungen, möglichst viel zu trinken, reichlich Obst, Gemüse und Vollkornprodukte zu verzehren und dafür auf Junkfood zu verzichten. Das ist zwar alles völlig richtig, wird aber einfach mal als bekannt vorausgesetzt. Viel weniger bekannt ist, dass bestimmte Nahrungselemente nachweislich den Stresspegel absenken. Jenseits von Yoga und transzendentaler Meditation lassen sich Nerven nämlich auch auf biochemischem Wege beruhigen – indem man einfach das Richtige isst und trinkt.

Magnesium als Stress-Killer Nr. 1

Magnesium schützt vor Stress; umgekehrt sind Menschen mit Magnesium-Mangel deutlich stressanfälliger. Also gönnen Sie sich in hektischen Phasen 500 mg täglich. Hoch dosiertes Magnesium gibt's rezeptfrei in der Apotheke; es wirkt am besten, wenn man es außerhalb der Mahlzeiten zu sich nimmt. Zusätzlich oder stattdessen können alle, die unter Druck etwas Süßes brauchen, ganz einfach *den* natürlichen Magnesiumlieferanten überhaupt genießen – dunkle Schokolade. Die wirkt nachweislich Stress verringernd, was nicht nur am Zucker liegt, sondern vor allem daran, dass Kakaobohnen jede Menge Magnesium enthalten. Je höher der Kakaogehalt der Schokolade, desto besser; die Wirkung tritt nach circa fünfzehn Minuten ein.

Schokolade lässt sich mit Ihrer Diät nicht vereinbaren? Die sollten Sie in Zeiten hoher Belastung sowieso vergessen. Diäten sind nämlich Stress pur für Körper und Seele. Also ist es mit Abstand das Vernünftigste, in Chaosphasen den Kampf gegen die Pfunde auf später zu verschieben.

Sage mir, was du trinkst, und ich sage dir, wie viel Stress du hast

Alkohol, Tee, Kaffee (und übrigens auch Zigaretten) sind, rein biochemisch betrachtet, Stressmacher. Von Übel sind auch Cola, Limo & Co.

– nicht nur für Figur und Zähne, sondern vor allem, weil sie aufgrund ihres hohen Zuckeranteils die Mechanismen zwischen Stresshormonen und Zuckerhaushalt durcheinander bringen. Wer auf diese Genüsse nicht verzichten will, sollte erst recht regelmäßig Magnesium zu sich nehmen. Aus nahe liegenden Gründen bietet sich als Durstlöscher magnesiumhaltiges Mineralwasser an. Und gelegentlich ein Gläschen Holunderbeersaft in möglichst hoher Konzentration. Der ist rein geschmacklich gesehen vielleicht nicht jedermanns Sache. Er ist aber ein absoluter Heilsbringer nicht nur für die Nerven, sondern überhaupt für die Gesundheit.

Rotes rohes Muskelfleisch steigert die Stressresistenz. Das klingt zwar nach Raubtierfütterung, steht aber in fast jedem gepflegten Restaurant auf der Speisekarte – als Steak und Lammfilet (nicht durchgebraten), als Beef Tartar, Roastbeef und Carpaccio.

Und wie sieht's mit Ihrer Gesundheit aus?

Auch hier bietet sich wieder der schöne Vergleich zwischen Berufstätigen und Autos an: Jeder Fahrzeugbesitzer weiß, dass sein Wagen umso öfter in die Inspektion muss, je mehr er gefahren wird. Und gewöhnlich hält er sich auch an diese Regel. Was nicht heißt, dass er selbst regelmäßig zur Inspektion geht – obwohl ihm sein eigener Körper eigentlich näher stehen sollte als ein Haufen Blech mit vier Rädern.

Die typische Standardausrede der Wartezimmer-Allergiker lautet „Keine Zeit, bin zu sehr im Stress". Dabei sind regelmäßige Check-Ups beim Arzt und beim Zahnarzt (!) gerade für Leute unter Dauerdruck einfach unabdingbar. Sie kosten zwar Zeit, aber was ist das schon im Vergleich mit den ganzen positiven Folgen:

- Chronisch Gestresste neigen dazu, Warnsignale ihres Körpers zu übersehen. Dafür schaut der Arzt umso genauer hin. Und das ist auch gut so, denn Vorsorge ist nun mal besser als Nachsorge.

- Beim Check-up können Kalzium-, Magnesium- und Eisenwerte geprüft und eventuelle Defizite, die Müdigkeit und Stress zur Folge haben, ganz einfach ausgeglichen werden.

- Wenn ein Zahn nicht in Ordnung ist, kann sich das auf den gesamten Körper niederschlagen und obendrein dem Atem ein Aroma verleihen, das *andere* Leute in Stress versetzt. Mit regelmäßigen Kontrolluntersuchungen tun Sie also nicht nur sich selbst, sondern auch Ihren Mitmenschen etwas Gutes.

- Es geht kaum etwas über das gute Gefühl, das sich breit macht, wenn der Arzt Ihnen bescheinigt, dass Sie wie immer kerngesund sind.

Wenn Sie „periodisch“ in ein tiefes Loch fallen und schon deshalb aus dem Stress nicht rauskommen, liegt das möglicherweise an der Pille. Sie versuchsweise abzusetzen, kann lähmende Stimmungsschwankungen unter Umständen auf einen Schlag vertreiben und ungeahnte Energien freisetzen. Sprechen Sie darüber mit Ihrem Frauenarzt.

Bewegung gegen Belastung

Es ist schon unglaublich, wie sehr sich der Stresspegel senken lässt, indem man schlicht und ergreifend seinem Körper etwas Gutes tut. Diese Erkenntnis hat etwas ausgesprochen Tröstliches: Sie können den Stress (besonders den von außen) zwar in den seltensten Fällen einfach abschalten. Aber Sie können ihn neutralisieren, für wohltuenden Ausgleich sorgen, die Nerven stärken, und das auf überaus angenehme Weise.

Neben genug Schlaf, reichlich Pausen und ausgewogener Ernährung ist körperliche Bewegung der wichtigste Wellness-Verbreiter. Inzwischen ist wissenschaftlich nachgewiesen, dass Muskelaufbau zu Stress-Hormon-Abbau führt. Dafür muss es nicht unbedingt ein Dauerabo in der Mucki Bude sein – was zählt, ist regelmäßige Bewegung, die Spaß macht.

Wer Lust hat, kann seine Bewegungsleistung allmählich steigern und dadurch in den Genuss körpereigener Wohlfühlhormone kommen. Er kann durch asiatische Entspannungs-Sportarten wie Tai-Chi sowohl Körper als auch Geist stimulieren oder aber eines dieser überaus nützlichen Büchlein über Bürogymnastik kaufen (und benutzen). Wer dazu keine Lust hat, für den reicht es schon aus, regelmäßig Treppen zu steigen anstatt den Aufzug zu nehmen, mittags grundsätzlich an die frische Luft anstatt in die Kantine zu gehen, ausgedehnte Wanderungen durch schaufensterreiche Fußgängerzonen zu unternehmen oder wenigstens grundsätzlich zu Fuß einkaufen zu gehen. So oder so – täglich ein halbes Stündchen Bewegung baut Stress Schritt für Schritt ab und hilft nachgewiesenermaßen sogar gegen Ängste und Depressionen.

Es muss nicht immer Trimmtrab sein

Die gute Nachricht für Sportfeinde und andere Bewegungsmuffel: Es gibt noch eine ganze Menge anderer Methoden, mit denen Sie sich und Ihrem Körper die guten Gefühle verschaffen können, die der Job häufig vermissen lässt. Hier eine kleine Auswahl:

- **Augenweiden.** Ein Tulpentopf auf der Fensterbank, Kunstwerke der lieben Kleinen an der Wand, ein Andenken an einen schönen Moment in der Schublade, ein Foto vom letzten Urlaub auf dem Schreibtisch – es gibt eine Menge Dinge, auf denen der Blick im wahrsten Sinne des Wortes *ruhen* kann. Funktioniert bei gut gewählten Objekten auch noch im größten Stress.

- **Ohrenbehagen.** Musik ist Balsam für jedes gereizte Gemüt. Früher gab es zwar gelegentlich unter Kollegen heftige Streitereien darüber, *welche* Musik entspannend ist und welche nicht – aber diese Zeiten sind vorbei, schließlich kann heute jeder per Knopf im Ohr seine persönlichen Favoriten hören, ohne die anderen zu stören. Interessante Alternative: meditative Entspannungs-CDs zwischen Musik und Laut-Landschaften der Natur. Auch für Esoterik-Gegner lohnt es sich, mal in solche Soundkompositionen reinzuhören, denn sie haben zum Teil verblüffend beruhigende Wirkung.

- **Luftwonnen.** Frische Luft ist schon deshalb ein Segen, weil sie die Müdigkeit vertreibt – einfach mal öfter die Fenster aufreißen! Wer will, kann seine Büroluft auch mit ätherischen Ölen anreichern. Das lässt sich diskret und gleichzeitig feuchtigkeitsspendend machen, indem Sie ein paar Tropfen in einen gefüllten Wasserzerstäuber geben und sich gelegentlich eine kleine Sprühaktion gönnen. Besonders gut geeignet sind Lavendelöl (beruhigend), Rosmarin (anregend) und Orange (entspannend).

- **Atemübungen.** Auch die sind ein bewährtes Mittel, aufsteigende Stressgefühle unter Kontrolle zu bringen. Einfach, schnell und bewährt: Einige Minuten lang beim Einatmen langsam bis drei zählen, Atempause und bis drei zählen, beim Ausatmen bis drei zählen. Funktioniert auch als Einschlafübung.

Das Gefühl von Wohlbehagen und Entspannung entsteht, wenn körpereigene Opioide ausgeschüttet werden. Also helfen Sie Ihren inneren Glücksdrogen einfach auf die Sprünge. Dazu muss es kein teures Ayurveda-Wochenende sein – Sauna, eine Massage, ein heißes Bad, ein gutes Essen oder einfach Kuscheln vor dem Fernseher sind genauso wirksam.

3. Erste Hilfe gegen Chaos-Tage

Das Beste aus der Psychotrick-Kiste

So mancher, der vor lauter Überlastung kein Land mehr sieht und sich in der Hoffnung auf schnelle Rettung ein Anti-Stress-Buch kauft, bricht die Lektüre spätestens nach dem vierten Kapitel gereizt ab: zu viel Stress. Denn viele der handelsüblichen Ratschläge sind zwar sehr nützlich, aber dummerweise auch ziemlich zeitraubend. Und wer so richtig im Stress ist, der hat häufig eine Sache *nicht* – die Zeit, sich in die Geheimnisse asiatischer Gelassenheit und traditioneller chinesischer Medizin zu vertiefen, Bilder zum Thema „Wie ich mich und mein Berufsleben sehe“ zu malen, ausführliche Listen über kurz-, mittel- und langfristige Lebensziele aufzuschreiben und täglich ein Stündchen zu meditieren, um störende Gedanken loszulassen.

Es gibt auch Leute, die entweder a) mit dieser eher philosophischen Form der Stressbekämpfung nichts am Hut haben oder b) niemals freiwillig zu Entspannungszwecken am Arbeitsplatz entschleunigende Mantras murmeln oder Büro-Gymnastik machen würden – schon allein wegen des Lachfaktors für die Kollegen. Wer sich fühlt wie im Hamsterrad, der träumt nicht selten von unkompliziert anwendbaren Anti-Stress-Rezepten, die weder übermäßig viel Zeit noch übermäßig viel Anstrengung erfordern.

Die schnellen Tricks in diesem Kapitel können Arbeitsberge und lästige Chefs zwar nicht wegzaubern, aber sie können helfen, den Druck gelassener anzugehen – und rechtzeitig die Notbremse zu ziehen, *bevor* alles zu viel wird. Darüber hinaus sind fast alle kleinen Kniffe in diesem Kapitel auch fürs Privatleben äußerst nützlich. Genau dort können Sie sie hervorragend üben und ihre Wirkung ausprobieren, um so den Widrigkeiten am Arbeitsplatz bestens vorbereitet entgegenzutreten.

Altbewährte Büroweisheiten

Auch wenn einschlägige Experten ständig ultimative Weltneuheiten auf dem Stressbekämpfungssektor verkünden – es sind letztlich altbewährte Büroweisheiten, die am schnellsten gegen aufsteigende Stressgefühle helfen. Die folgende kleine Auswahl sollten Sie am besten irgendwo in Sichtweite aufhängen:

Die Achtzig-zwanzig-Regel

Sie besagt, dass man in zwanzig Prozent seiner Zeit achtzig Prozent jeder Arbeit in den Griff bekommen kann. Natürlich nur so ungefähr und auch nicht ganz komplett, aber immerhin – der größte Druck ist damit weg. Für die restlichen zwanzig Prozent, die nötig wären, um die Arbeit wirklich *perfekt* zu erledigen, würden Sie die restlichen achtzig Prozent Ihrer Zeit benötigen. Achtzig Prozent, die Sie viel besser einsetzen könnten, um eine Menge anderer Aufgaben einigermaßen gut zu erledigen. Jedenfalls, wenn Sie nicht gerade zu den leidenschaftlichen Perfektionistinnen gehören. Falls Sie eine sind: Bitte weiterlesen auf Seite 74.

Neunzig Prozent aller Dinge sind den Stress nicht wert

Dummerweise merkt man das mit schöner Regelmäßigkeit erst, wenn im Rückblick zu erkennen ist, dass die ganze Aufregung weitgehend umsonst war. Da hilft es ungemein, zwei oder drei solcher Viel-Lärm-um-nichts-Erfahrungen ganz vorne im Gedächtnis abzulegen und sie immer dann noch mal systematisch anzuschauen, wenn die Zeichen auf Sturm stehen: Eine nüchterne Einschätzung, ob dieser Sturm womöglich doch wieder nur im Wasserglas stattfinden wird, erweist sich oft als echter Nervenretter.

Fünfzig Prozent aller Dinge erledigen sich durch Liegenlassen

Es stellt sich zwar die Frage, *welche* fünfzig Prozent das sind, doch im Laufe der Zeit und mit etwas Aufmerksamkeit lassen sich für jeden Job wenigstens ein paar Erfahrungswerte entwickeln. Ganz allgemein ist verblüffend, welche Stressmacher, die man unerledigt vor sich herschiebt, von jetzt auf gleich hochoffiziell dem Papierkorb übergeben werden dürfen – von der Beantwortung einer lästigen Anfrage (fällt nach der letzten Umstrukturierung nicht mehr in Ihren Aufgabenbereich) bis hin zum Vortrag vor Fachpublikum (der Chef will selbst hingehen).

„Wer nichts macht, macht nichts verkehrt und wird befördert" ist ein Bürowitz, der gelegentlich überraschend genau die Beförderungsvoraussetzungen beschreibt. Es ist also durchaus sinnvoll, diskret zu beobachten, ob es Kollegen in Ihrem Umfeld gelingt, auf diese Weise aufzusteigen – das könnte Ihnen eine Menge Arbeit sparen.

Ablenkmanöver

Im typischen Durchschnittsjob hat man täglich die Wahl. Die Wahl zwischen Aufgaben, die kompliziert/schwierig/langwierig sind; Aufgaben, die ungeliebt/lästig/unangenehm sind; und Aufgaben der Kategorie Launekiller, die alles zusammen sind. Das alles jahrelang mit heiler Haut zu überstehen, ist nur durch regelmäßiges Überlebenstraining möglich. Hier die besten Übungen aus dem Bereich Ablenkung und Selbstmotivation:

Das schnelle Erfolgserlebnis

Wenn Sie gerade so richtig feststecken, sich das Hirn zermartern, ohne etwas halbwegs Gescheites zu Stande zu bringen, gibt's nur eins – erst mal alles liegen lassen und etwas anderes machen. Zwei Möglichkeiten bieten sich an: Entweder eine andere Arbeit beginnen („Stress Switching“; Notlösung in akuten Drucksituationen). Oder zwischendurch eine leichte Aufgabe erledigen, die schnell sichtbare Ergebnisse bringt – zum Beispiel Ordner beschriften, Broschüre verschicken oder Tastatur sauber machen. Aktivitäten dieser Gewichtsklasse sind im Stress mitnichten sträfliche Zeitverschwendung, sondern schlicht gut für schnelle Erfolgserlebnisse: „endlich erledigt“. Das bringt gute Gefühle, die ihrerseits die Kreativität wieder ankurbeln.

Wenn Sie mit einem schwierigen Job nicht weiterkommen, können Sie ihn schon allein deshalb ohne schlechtes Gewissen erst mal liegen lassen, weil Ihr Unterbewusstsein sich brav weiter um die Sache kümmert: Oft genug liefert es ein Weilchen später aus heiterem Himmel *den* Geistesblitz, der Ihnen einen erfolgreichen Arbeitsabschluss ermöglicht.

Erfolge feiern wie sie fallen

Diese Strategie ist geradezu überlebenswichtig bei Vorgesetzten, die in Sachen Anerkennung vornehme Zurückhaltung an den Tag legen. Wo Lob so selten fällt wie Regen in der Sahara, macht sich nämlich Stress der unangenehmsten Sorte breit: das Gefühl, sich abstrampeln zu können, wie man will, ohne es jemals gut genug zu machen. Es besteht die Gefahr, perfektionistische oder einfach miesepetrige Chefmaßstäbe allmählich zu verinnerlichen und allein dadurch einen Stammplatz im Hamsterrad zu bekommen.

Diese Falle können Sie vermeiden, indem Sie entschlossen Ihren eigenen Erfolgsmaßstab festlegen. Dabei ist nicht nur die Bewältigung eines gigantischen Sonderprojekts eine kleine Erfolgsfeier wert. Auch die Bewältigung jedes einzelnen Teilabschnitts der Checklisten für das

Sonderprojekt darf gefeiert werden und sogar die Bewältigung jeder einzelnen Sitzung mit gewöhnungsbedürftigen Kollegen und Geschäftspartnern, die an dem Sonderprojekt beteiligt sind.

Erfolge stärken Selbstbewusstsein und Stressresistenz. Da lohnt es sich immer, selbst kleine Erfolge angemessen zu feiern: Wie wär's mit einem Blumenstrauß für den Schreibtisch, einem besonders leckeren Mittagessen, einer Runde Kuchen für die Kollegen oder einem frühen Feierabend für ein kleines Kino-, Koch- oder Kuschelverwöhnprogramm?

Kleine Heldentaten

In Zeiten endloser To-Do-Listen, übervoller Terminkalender und ständiger Dringend-Überfälle eiliger Chefs („Könnten Sie das mal eben kurz erledigen?“) grenzt es an Notwehr, besonders lästige Aufgaben erst mal zu verschieben. Bei wiederholtem Verschieben verkehrt sich diese Stressreduktionsmethode allerdings gerne ins Gegenteil: Sobald die halb oder gar nicht in Angriff genommenen Baustellen unüberschaubar werden, meldet sich das schlechte Gewissen und macht ordentlich Druck.

Da ist es letztlich klüger, die strategisch wichtigsten unter den unangenehmen Arbeiten entschlossen anzugehen: Das Auge Ihres Vorgesetzten wird wohlwollend auf Ihnen ruhen, wenn Sie eine solche Professionalität an den Tag legen. Die dafür nötige Motivation können Sie zusammenkratzen, indem Sie die Erledigung solcher Pflichten als das ansehen, was sie genau genommen tatsächlich ist – jede für sich eine kleine Heldentat. Ein simpler Autosuggestionstrick, aber er funktioniert. Er bietet nämlich Grund zum Stolz, schließlich hat man seinen inneren Schweinehund besiegt und gute Arbeit geleistet. Hinzu kommt die Erleichterung darüber, eine lästige Sache hinter sich gebracht zu haben. Kurz: Man fühlt sich einfach gut nach vollbrachter Heldentat und kann, mit diesem zusätzlichen Schuss Selbstbewusstsein ausgestattet, das tägliche Chaos gleich etwas gelassener angehen. Und das Beste an der Strategie der kleinen Heldentaten: Danach hat man sich immer eine kleine Belohnung verdient.

Belohnungsmanöver

Wer nach vollbrachtem Tagwerk abends im Bett liegt, sollte sich eigentlich immer an mindestens drei richtig gute Momente erinnern können, die der Tag gebracht hat (das Nachdenken darüber ist übrigens auch eine hervorragende Einschlafübung). Zwar bekommen Sie, zumindest im Job, die guten Gefühle eher selten von wohlmeinenden Mitmenschen serviert. Aber es ist schon eine Menge wert zu wissen, dass Sie darauf achten sollten, sich dreimal täglich etwas Gutes zu tun, als Stressprophylaxe und – in hektischen Zeiten – als Stressausgleich.

Diese Strategie muss gar nicht unbedingt ins Geld gehen: Glück kommt nicht nur von der neuen Handtasche oder vom Dinner im Nobelrestaurant, sondern es steckt in vielen Kleinigkeiten. Banale Binsenweisheit? Stimmt. Doch leider tendieren gerade Frauen dazu, die banale Binsenweisheit unter Druck komplett zu vergessen. Und schon den Cappuccino auf dem Weg zum Büro geistesabwesend runterzuschütten, anstatt wenigstens den ersten Schluck so richtig zu genießen. Dabei sind es gerade in Chaosphasen die kleinen Belohnungsmanöver, durch die sich alles wenigstens ein bisschen besser ertragen lässt. In diese Kategorie gehören fast alle Verwöhnaktionen für Körper und Sinne, siehe Kapitel 2. Darüber hinaus lassen sich sogar dem Job selbst ein paar kleine Schmankerl abtrotzen:

- Tür zu, Telefon umstellen, um endlich in Ruhe eine wichtige Arbeit zu erledigen – und obendrein konzentriert einen interessanten Artikel zu lesen;

- triftigen Grund finden, warum Sie kurz geschäftlich außer Haus müssen, denn es ist ungemein wohltuend, gelegentlich auch außerhalb der Mittagspause *raus* zu kommen;

- die Kommunikationstechnik der Firma auch mal nutzen, um sich „von privat" einen kleinen Energieschub zu holen, anstatt sich buchstäblich pausenlos mit geschäftlichen E-Mails, Briefen und Anrufern rumzuschlagen;

- per Telefon oder live auf dem Gang ein kleiner Fünf-Minuten-Small-Talk mit netten Kollegen – das ist gut fürs Klima, für den Informationsfluss und für ein paar erheiternde Neuigkeiten aus der Abteilung Klatsch & Tratsch;

- Arbeit erledigen, die zwar weder dringend noch wichtig ist und auch nur am Rande mit Ihrem Aufgabenbereich zu tun hat, Sie aber persönlich interessiert, weiterbringt oder einfach nur ein halbes Stündchen so richtig entspannt.

Gelegentlich versuchen Firmen, gewissen Belohnungsmanövern einen Riegel vorzuschieben. Doch sofern Sie nicht gegen ein konkretes Verbot verstoßen, sollten Sie gerade in Chaosphasen lieber zwischendurch von den kleinen Freudenspendern Ihres Berufsalltags profitieren, anstatt zu riskieren, wegen Dauerstress irgendwann auf dem Zahnfleisch zu gehen.

Spieglein, Spieglein an der Wand ...

Leider ist nur selten ein angemessen großer Spiegel zur Hand, der Ihnen verraten könnte, wer möglicherweise die Gestressteste im ganzen Land ist. Doch manchmal entdeckt man plötzlich sein Spiegelbild auf einer Glastür oder einem großen Fenster – und sieht eine Erscheinung, die mehr Ähnlichkeit mit gehetztem Großwild hat als mit einer souveränen Fachkraft. Eine eher unvorteilhafte Ähnlichkeit, jedenfalls, was die Folgen betrifft. Denn Stimmungen sind bekanntlich ansteckend, und sichtbar gestresste Leute treiben in ihrer Umgebung den Nervositätspegel in die Höhe (was besonders gut an gestressten Chefs zu beobachten ist). Der allgemeine Tonfall wechselt von gelassen zu gereizt, und die kollektive Missstimmung trägt nicht unbedingt zur Entspannung der Lage bei.

Solche atmosphärischen Störungen können Sie sich ziemlich einfach ersparen, indem Sie sich im Stress routinemäßig „neben sich stellen“ und kurz kritisch prüfen, wie Sie wohl gerade wirken. Denn man schaltet in der Regel automatisch ein bis zwei Gänge runter, sobald klar wird, dass die eigene Körpersprache zu viel über den Stresspegel erzählt. Eine segensreiche Rettungsmaßnahme nicht nur für die Nerven, sondern auch fürs Image: Gelassenheit auf der körpersprachlichen Ebene wirkt so professionell, dass es nur clever ist, um des guten Eindrucks willen die eine oder andere Sache erst mal liegen zu lassen.

Mitarbeiter, die bei drohendem Überdruck frühzeitig Grenzen ziehen, sind für Chefs und andere Mitmenschen unterm Strich angenehmer als Mitarbeiter, die den Überdruck bereitwillig akzeptieren und dann für alle ersichtlich im Stress versinken.

Was tun, wenn's brennt?

Sie stellen im letzten Moment fest, dass Ihr Angebot für einen wichtigen Neukunden auf fehlerhaften Annahmen basiert und völlig anders aufgebaut werden muss; der Chef hält Ihr in wochenlanger Arbeit entwickeltes Konzeptpapier für zu dürftig und will bis zum nächsten Tag ein neues sehen; die Kollegin, mit der Sie sich die Verantwortung für die heiße Phase eines Projekts teilen, fällt von heute auf morgen krankheitsbedingt drei Wochen aus.

Vor solchen plötzlichen Stressphasen ist man inzwischen in so gut wie keinem Job mehr sicher. Umso wichtiger ist es, schon vorher genau zu wissen, mit welchen Strategien sich diese Situationen am besten in den Griff bekommen lassen. Das A und O dabei ist ein solides Rettungsprogramm. Es besteht normalerweise aus drei Teilen:

1. Die Suche nach den Ursachen für das Problem, vor dem man steht;
2. die Einschätzung der Folgen und
3. die Suche nach Lösungen.

Unter Druck neigen viele Leute dazu, sich fast ausschließlich mit 1. zu befassen. Das ist zwar in Maßen sinnvoll, entschärft aber trotz aller wertvollen Erkenntnisse die bestehende Krise in der Regel keinen Zentimeter weit. Sinnvoller ist die Suche nach Antworten auf 2., denn daran lässt sich ablesen, ob die Lage wirklich so ernst ist, wie der Chef und die eigene Panik es behaupten. Mit Abstand am wichtigsten ist Teil 3. Denn neunzig Prozent aller Probleme lassen sich zumindest bedeutend entschärfen, indem man nach vorne denkt und nach Lösungen sucht. Sinnvolle Ansätze:

- **Wer kann mir in der Situation helfen?** Das kann ein entfernter Fachkollege genauso sein wie der Nachbar mit den exotischen Kontakten, die sich für Ihr Problem urplötzlich als überaus nützlich erweisen. Grundsätzlich gilt: Schamgefühle beim Erbitten von Rat und Hilfe sind unangebracht. Fast jeder kennt solche Krisen aus eigener Erfahrung und freut sich, dazu beitragen zu können, einem netten Mitmenschen bei der Krisenbewältigung zu helfen.

- **Kann ich irgendwie Zeit gewinnen?** Beliebt, aber dauerhaft eher ungesund ist es, Früh- und Nachtschichten einzulegen. Abgesehen davon ist es durchaus denkbar, durch das Aushandeln einer Verlängerungsfrist oder die Einigung auf eine scheibchenweise Erledigung ein paar entscheidende Tage rauszuhandeln. Darüber hinaus kann man alle anderen Aufgaben, die kein absolutes Muss darstellen, auf die Zeit nach der Krise verschieben.

- **Kann ich das Stress bringende Problem irgendwie verkleinern?** Auch hier tun sich erfahrungsgemäß ein paar Lösungsansätze auf. So könnten Sie vernünftigerweise „gut“ als gut genug betrachten und stillschweigend ein paar Aspekte streichen, die Sie eigentlich behandeln sollten/wollten. Und Ihr Chef würde, sofern Sie clever verhandeln, vermutlich einen Teilbereich einem Kollegen aufs Auge drücken oder für die ganz schlimmen Tage eine Aushilfe anheuern.

Letztlich lassen sich unglaublich viele Probleme durch den beherzten Einsatz von ein paar Euro mehr (für eine Aushilfe, ein beschwichtigendes Geschenk, einen Eiltransport) lösen oder wenigstens entschärfen. Es lohnt sich also abzuwägen, ob das Geldproblem, das Sie hinterher haben, nicht immer noch erträglicher ist als das Sachproblem, mit dem Sie sich akut rumschlagen müssen.

Das Anti-Krisen-Programm: Alles ist gut, was gut tut

Es ist erstens sinnvoll und zweitens machbar, ein akutes Problempaket überlegt anzugehen, anstatt sich – typisch Frau – ab einem gewissen Schwierigkeitsgrad ohne größeren Widerstand den Stresshormonen auszuliefern. Aber es kostet Kraft, und die dafür nötige Energie wird in den seltensten Fällen vom Chef spendiert. Folglich ist man im Wesentlichen auf „Energieversorgung durch Privat" angewiesen.

Erfreulicherweise gibt es im Privatbereich reichlich Energiequellen. Entscheidend ist einzig und allein, dass Sie *wissen*, was Ihnen unter Druck so richtig gut tut – und genau diese Dinge auch tun, entschlossen und, wenn's sein muss, mit einer gesunden Portion Egoismus. Oberhalb eines gewissen Stressniveaus geht es nun mal nicht mehr darum, was die anderen von Ihnen denken oder erwarten, sondern nur noch darum, wie Sie persönlich den ganzen Zirkus am besten überstehen. Wenn der Stress dann irgendwann nachlässt, lassen auch andere kosten-, kalorien- und sonst wie intensiven Bedürfnisse in der Regel wieder nach (und wenn nicht, bekommt man sie in ruhigen Zeiten bestimmt wieder in den Griff).

Schokoladentafeln oder Nudelberge, stundenlang spazierengehen oder aber in der Badewanne liegen, erfrischend schädliche Neigungen ausleben von Frustkauf bis Telenovelagucken – alles ist okay. Hauptsache, Sie tun zwischendurch überhaupt irgendwas gezielt für sich selbst, um wieder zu Kräften zu kommen.

Kleine Hilfen unter Freunden

Theoretisch wissen Sie genau, was unter Druck zu tun ist, aber in der Praxis schaffen Sie es dann nicht immer, sich auch so cool und weise zu verhalten? Welcome to the club, mit diesem Problem befinden Sie sich in bester Gesellschaft. Weil aber Gottseidank nicht immer allen gleichzeitig der Stress bis obenhin steht, ist Hilfe auch in schwierigen Fällen nie weiter als einen Anruf, eine E-Mail oder eine SMS entfernt:

- **Drüber reden.** Es wirkt wahre Wunder, mit Freundinnen oder vertrauenswürdigen Fachkolleginnen in ähnlichen Positionen mal offen über akute und chronische Stressmacher zu sprechen. Denn oft stellt sich überraschend heraus, dass sie mit ähnlichen Problemen zu kämpfen haben. Ergebnis: Unterschwellige Versagerängste („Ich bin bestimmt die Einzige, die damit nicht fertig wird ...") schwinden; dafür beginnt ein fruchtbarer Erfahrungsaustausch darüber, wie frau am besten mit den täglichen Nervenkillern zurande kommt.

- **Kleine Rituale** erweisen sich selbst bei chronischem Stress als große Lichtblicke: Der traditionelle Kinoabend mit dem Filmfan unter den Kollegen; jeden zweiten Freitag mit Freunden reihum exotisch kochen, einmal die Woche pünktlich Feierabend und Handy aus, um zu joggen oder zu shoppen. Zu all diesen Dingen hat man zwar unter Druck gelegentlich null Lust, aber auch nicht den Mut, netten Menschen einfach abzusagen. Also geht man manchmal widerwillig hin – und genießt es am Ende immer.

- **STOPP!!** Wenn alles nichts hilft und Sie nur noch rotieren, hilft nur noch: Stopp und mal einen halben Tag lang den Stecker ziehen. Und dabei bloß kein schlechtes Gewissen haben, denn in dem Zustand bringt man sowieso keine Spitzenleistungen zustande. Lassen Sie sich also vom Liebsten oder der besten Freundin an die Hand nehmen und ganz gezielt ablenken: Ausflug, Stadtbummel, Kino, Kochen, Hauptsache angenehm und abwechslungsreich. Selbst wer im Megastress steckt, kann spätestens nach einer Stunde allmählich entspannen und auch mal an etwas anderes denken – eine kleine Insel im Stressmeer, die immer einen Besuch wert ist, auch wenn Sie dafür zur Not einen halben Tag Urlaub opfern müssen.

Stress im Job, Krach zu Hause, und die beste Freundin ist auch irgendwie sauer? Für diesen Multistress gibt's eine goldene Regel: Gefühlschaos auf *ein* Schlachtfeld begrenzen (egal welches) – überall sonst Waffenstillstand herbeiführen. Das ist zwar nicht immer einfach, aber auf Dauer die einzige Überlebenschance für die Nerven.

4. „Darf ich kurz stören?"

Zeitsauger und wie man sie erfolgreich bekämpft

Auf Platz 1 der Liste aller Stressfaktoren stand schon immer das Gefühl, dass die Zeit einfach hinten und vorne nicht reicht. Und die modernen Kommunikationstechniken tragen kaum zur Verbesserung der Lage bei. Die „schnelle und einfache" Verständigung per E-Mail wird nicht selten vom Segen zum Alptraum für jeden, der täglich mit Hunderten davon bombardiert wird. Handys, WLAN-Laptops und Handhelds ermöglichen die totale Erreichbarkeit. Was privat (teilweise) sehr nett ist, aber andererseits ein wahres Paradies für Zeitsauger aller Art – von redseligen Kunden über drängelnde Chefs bis hin zu kommerziellen Störern wie den Nervensägen vom Telemarketing.

Im Job – und übrigens oft auch privat – hat der Daueransturm aus allen Kanälen eine fatale Mischung aus zu vielen Verpflichtungen und zu vielen Störungen zur Folge. Ergebnis: zu wenig Zeit, um jede einzelne Aufgabe halbwegs sorgfältig zu erledigen. Der Zeitmangel führt zu Hektik, die Hektik führt zu Fehlern, die Fehlerbeseitigung frisst Zeit. So ein Stress.

Zeitproblem oder Organisationsproblem?

Stress wegen Zeitdruck ist ätzend, keine Frage. Doch Sie sind ihm nicht völlig wehrlos ausgeliefert. Erfreulicherweise gibt es einige Faustregeln und Tricks, mit denen er sich zumindest eindämmen lässt. Wer den ewigen Zeitdruck ernsthaft entschärfen will, der sollte allerdings vor dem Weiterlesen kurz selbstkritisch überlegen, welche Zeitsauger ihn von außen bedrängen – und welche mehr oder weniger hausgemacht sind. Hier ein paar untrügliche Anzeichen für gewisse Schwächen im Umgang mit der eigenen und anderer Leute Zeit:

- Es ist auffallend oft der andere, der Telefonate und den kleinen Small Talk zwischendurch mit „Also, ich muss dann jetzt mal weitermachen" oder einer kleinen Notlüge (siehe Seite 58) beendet.

- Mit schöner Regelmäßigkeit kommen von den anderen Vorwürfe in Richtung „Muss das sein, so auf den letzten Drücker?", „Mal wieder zu spät!" und „Jetzt schieb das nicht wieder ewig vor dir her!"

- In persönlichen Unterhaltungen schauen die anderen nach einer gewissen Zeit demonstrativ auf ihre Uhr und werden erkennbar konzentrationsunfähig.

- Kollegen und Freunde bezeichnen einen seit ewigen Zeiten mehr oder weniger amüsiert als Verzettler/Umstandskrämer/Chaot.

- Man hat ständig das unheimliche Gefühl, dass zu viel Zeit für überflüssigen Kleinkram wie die Suche nach verlegten Dokumenten draufgeht – und dass man vor lauter wichtig wirkenden Aufgaben gar nicht weiß, wo man überhaupt anfangen soll.

Die Frage „Wie viel Zeit haben Sie für mich?" ermöglicht es Ihnen, im Umgang mit Ihrem Gesprächspartner rechtzeitig vom Small Talk zum Punkt zu kommen. Damit beweisen Sie Respekt vor seinem Zeitrahmen, schonen seine Nerven und steigern Ihre Aussichten, das Gespräch zu einem Erfolg zu machen.

Jenseits von Fremd- und Eigenanteilen am täglichen Zeitdruck steht eines fest: Ein Teil des Arbeitstages wird grundsätzlich „unproduktiv" verbracht, wie die Wirtschaftswissenschaftler sagen. Durch überlange Meetings, überflüssige Doppelarbeit oder schlicht durch Warten versickert sinnlos Zeit. Zeit, die man auch sinnvoll nutzen könnte – zum Beispiel um Arbeiten zu erledigen, zwischendurch Dinge zu tun, die Spaß machen, oder einfach mal früher nach Hause zu gehen. Es lohnt sich also, genau hinzuschauen und den Zeitsaugern den Kampf anzusagen.

„Keine Zeit!" – ein Spruch zum Abgewöhnen

Bevor wir den Zeitsaugern an den Kragen gehen, hier vorab eine goldene Grundsatzregel: „Dafür hab' ich leider keine Zeit!" ist ein Spruch zum Abgewöhnen. Denn erstens wirkt, wer das häufiger sagt, wichtigtuerisch oder überfordert oder beides.

Und zweitens ist dieser Spruch, bei Licht betrachtet, eine der fantasielosesten Notlügen überhaupt. Zeit ist nämlich keine Sache, die man hat wie ein Auto oder eine Kreditkarte. Zeit hat jeder, und zwar vierundzwanzig Stunden pro Tag. „Zeit haben" ist also keine Frage der Verfügbarkeit, sondern eine Frage persönlicher Entscheidungen: Hinter „Ich hab keine Zeit!" steckt letztlich unausgesprochen immer „..., weil mir eine andere Sache wichtiger ist."

Klar hat man im Arbeitsleben häufig gar keine Wahl, sondern vor lauter superwichtigen, superdringenden Aufgaben tatsächlich einfach keine Zeit. Und trotzdem, Hand aufs Herz: Auch in wirklich anstrengenden

Jobs gibt es eine Grauzone, in der oft genug „keine Zeit!" beteuert wird und „keine Lust" gemeint ist. Das verstehen nicht nur empfindsame Zeitgenossen genau so und sind entsprechend frustriert und/oder beleidigt – vor allem, wenn sie des Öfteren ohne jede weitere Erklärung mit dieser Ausrede abgespeist werden.

„Keine Zeit!" ist zwar vielleicht die stressige Wahrheit, aber langfristig ein Imagekiller. Da ist es grundsätzlich das Klügste, diplomatisch zu vertrösten, anstatt gleich ganz abzublocken: „Im Augenblick ist es für mich eher ungünstig, weil ... (*glaubwürdige* Begründung einfügen), aber heute Nachmittag/morgen/Ende der Woche könnte es klappen, ist das für Sie okay?"

Zauberwort Zeitmanagement

Zeitmanagement basiert auf der banalen Erkenntnis, dass sich mit genauer Planung die zur Verfügung stehende Zeit grundsätzlich besser nutzen lässt. Wie diese Planung im Einzelnen aussehen soll, dazu gibt es dicke Bücher, die sich letztlich alle um folgende Kernpunkte drehen:

- Sorgfältig **Terminkalender** führen, in dem von Terminen über anstehende Rückrufe und Wiedervorlagen bis hin zu Geburtstagen und privaten Angelegenheiten alles (!) notiert ist. Abhaken und Durchstreichen sorgt dann für gute Gefühle.

- **Arbeiten nicht erledigen, wie sie reinkommen**, sondern grundsätzlich erst mal werten: Was ist wichtig *und* dringend? Was ist nur wichtig, aber nicht dringend; was ist zwar dringend, aber im Augenblick herzlich unwichtig? Was ist weder dringend noch wichtig und kann daher bis auf Weiteres im Kann-warten-Stapel deponiert werden?

- Möglichst genau den **Zeitaufwand** für jede anstehende Aufgabe einschätzen – das schützt davor, sich aus blankem Optimismus zu viel vorzunehmen und hinterher angesichts halb oder gar nicht erledigter Aufgaben im Stressfrust zu versinken.

- Geplante Aufgaben **am besten vormittags** erledigen – das gibt Ihnen das gute Gefühl, schon ein paar wichtige Dinge geschafft zu haben, bevor Sie sich den (unweigerlich eintretenden) Katastrophen des Tages zuwenden.

- Ob wichtig oder nicht: **Sofort erledigen**, was innerhalb von fünf Minuten zu machen ist, damit der Kann-warten-Stapel keine frustrierenden Ausmaße erreicht.

Die systematische Analyse und Planung aller anstehenden Aufgaben kostet zwar wiederum Zeit, aber die ist gut investiert, denn mit etwas Übung ist der Zeitgewinn viel größer als die zehn Minuten, die die Zeitorganisation täglich kostet.

Kleine Tricks, große Wirkung

Die Zeitmanagement-Regeln funktionieren ausgezeichnet. Sie haben allerdings den kleinen Haken, dass man irgendwie ständig rational abwägen, einstufen und die Wichtigkeit bewerten muss. Das ist nicht jedermanns Sache, und mitten im täglichen Katastrophenchaos ist es auch nicht immer ganz einfach. Da ist es eine ausgesprochen gute Nachricht, dass sich schon durch die Beachtung einiger einfacher Faustregeln der Zeitdruck verringern lässt:

- **Schnell antworten, wo schnelle Antworten erwartet werden.** Wer Ihnen eine E-Mail schickt oder Sie um Rückruf bittet, erwartet innerhalb von spätestens zwei Tagen eine Reaktion. Aber nicht unbedingt die völlige Klärung seines Anliegens. Sie können also durchaus erst mal den Erhalt der Mail bestätigen oder zu einer Zeit zurückrufen, zu der garantiert nur der Anrufbeantworter dran ist. Das nimmt den Erwartungsdruck raus und wirkt professionell, auch wenn erst mal nichts wirklich weitergeht.

- **Zwischenbescheide**. Eine ebenso simple wie segensreiche Strategie: Wann immer Sie eine Sache nicht innerhalb eines vertretbaren Zeitraums erledigen können, signalisieren Sie dem Wartenden kurz per E-Mail, Brief oder Telefon, dass sein Anliegen nicht vergessen ist/ganz oben auf dem Schreibtisch liegt/innerhalb der nächsten Tage bestimmt erledigt werden kann. Merke: Freundliche Vertröstmanöver verringern den Druck für beide Seiten.

- **Pünktlichkeit.** Jetzt rollen die Plattitüdenhasser bestimmt wieder mit den Augen, schließlich weiß doch jeder, dass Pünktlichkeit eine Zier ist und die Höflichkeit der Könige uswusw. Was aber einen unübersehbaren Teil der Menschheit trotzdem nicht davon abhält, regelmäßig zu spät zu kommen. Mit fatalen Folgen: Wer unpünktlich ist, der stresst diejenigen, die mit wachsender Wut im Bauch auf ihn warten. In der heutigen Arbeitswelt, wo jeder ständig unter Zeitdruck steht, gilt es nicht nur als unhöflich, sondern als Image killendes Kapitalverbrechen, jemandem durch Unpünktlichkeit Zeit zu stehlen. Und da man sich damit obendrein selbst unter Stress setzt, inklusive Schweißperlen und Schuldgefühle, ist für chronische Zuspätkommer ein langfristig angelegtes Disziplinierungsprogramm ein Muss.

Jede Minute, die Sie zu spät kommen, vertreiben sich die Wartenden gewöhnlich damit, über Sie und Ihre Zuverlässigkeit nachzudenken. Umständehalber fallen ihre Schlussfolgerungen selten gut aus. Dann schon lieber pünktlich sein und allein dadurch freundliches Wohlwollen ernten.

„Auch das noch!" – Stress durch Störungen

Untersuchungen haben ergeben, dass Mitarbeiter im Schnitt alle fünfzehn Minuten bei der Arbeit gestört werden. Und dass sie rund zwanzig Minuten brauchen, um danach wieder voll konzentriert weiterzuarbeiten. Das *muss* ins Auge gehen. Kein Wunder, dass man des Öfteren das Gefühl hat, den ganzen Tag lang hektisch von einer Aufgabe zur nächsten zu sprinten und trotzdem nichts Vernünftiges zustande zu bringen.

Nun sind zeitraubende Störungen im Job ungefähr so vermeidbar wie Briefe vom Finanzamt. Aber sie lassen sich, etwas Entschlossenheit, Disziplin und Diplomatie vorausgesetzt, durchaus eindämmen.

Der Erreichbarkeitswahn

Manche Leute müssen tatsächlich ständig erreichbar sein. Aber abgesehen von Polizisten und Ärzten im Bereitschaftsdienst sind das nicht allzu viele. Alle anderen können der totalen Erreichbarkeit durchaus einen Riegel vorschieben. Und das sogar mit hochoffizieller Billigung vom Chef, denn er hat letztlich wenig davon, wenn Sie zwar ständig erreichbar sind, aber Ihren Job nicht gebacken bekommen. Klare Regeln sind der ideale Mittelweg zwischen Technikterror und toten Leitungen:

- **Auszeiten.** Die ruhige Phase des Arbeitstags (zum Beispiel morgens früh oder kurz nach der Mittagszeit) dazu nutzen, grundsätzlich eine Stunde lang alle (!) Telefone aus- oder umzustellen und die Tür zu schließen, um konzentriert arbeiten zu können. Wenn die anderen die Regel kennen, werden sie sich irgendwann automatisch danach richten.

- **E-Mail-Grenzen.** Wer aus reiner Neugier (es könnte ja was Nettes reinkommen) ständig in seinen E-Mail-Eingang schaut, verplempert wertvolle Zeit und Konzentrationsfähigkeit. Profis raten sogar dazu, morgens erst mal ausgeruht und am Stück eine komplexere Arbeit zu erledigen, anstatt vorhandene Energien planlos für ein paar E-Mails zu verpulvern. Da ist es das Sinnvollste, die E-Mail-Benachrichtigungsfunktion auszuschalten und die elektronische Post nur zu festgelegten Zeiten zu lesen und zu beantworten.

- **Feierabend- und Ferienregeln.** Wenn Ihre Chefs, Kollegen und Kunden wissen, dass man Sie jederzeit kontaktieren kann, werden sie genau das auch tun. Jedenfalls so lange, bis Sie klare Zeitfenster festlegen und darüber hinaus tatsächlich nicht erreichbar sind.

Die Anklopffunktion von Telefonen ist in einzelnen Notfällen vielleicht nützlich. Doch ansonsten ist sie nichts weiter als ein Stressmacher, der die Konzentration beider Gesprächspartner stört und daher schlicht und ergreifend ausgeschaltet werden sollte.

Besucher und andere Störenfriede

Durch das Eindämmen des Erreichbarkeitswahns lässt sich kostbare, konzentrationsintensive Zeit gewinnen. Doch völlig ungestörtes Arbeiten bleibt trotzdem ein schöner Traum, denn fast jeder Job ist mehr oder weniger durch ständige menschliche Kontakte geprägt. Da stellt sich die Frage, wie sich trotzdem genug Zeit für Arbeitserledigung und Pausengenuss freischaufeln lässt. Hier die besten Tricks im Umgang mit Zeitsaugern, die es bis in Ihr Zimmer oder bis in Ihre Telefonleitung geschafft haben:

- **In Medias Res.** Demonstrativ auf die höfliche Small-Talk-Phase verzichten und statt des potenziell schwafelgefährlichen „Wie geht es Ihnen?“ gleich zum Kern der Sache kommen: „Was kann ich für Sie tun?“

- **Körper sprechen lassen.** Wenn ein berüchtigter Zeitsauger den Raum betritt – aufstehen, ihm entgegengehen und *stehen bleiben*. Das signalisiert ganz ohne Worte: „Für ein Plauderstündchen hab ich gerade keine Zeit“. (Für den Umgang mit Chefs nicht geeignet.)

- **Keine Scheu vor kleinen Notlügen.** „Du, ich krieg grad' einen Anruf auf der anderen Leitung“; „Mein Akku ist gleich leer“; „Mein Kollege macht mir gerade ein Zeichen, dass er mich dringend braucht“; „Ich hab gleich Sitzung und muss vorher unbedingt noch schnell was fertig machen“ – alles ist erlaubt, was glaubhaft klingt.

- **Zeitrahmen verabreden.** Den Zeitsauger fragen, wie viel Zeit er braucht. Großzügig von vornherein noch zehn Minuten drauflegen – um dann nach Ablauf mit gutem Gewissen sagen zu können: „Tut mir leid, dass wir das jetzt doch nicht zu Ende besprechen konnten.

Aber morgen Nachmittag/nächste Woche/bei der Weihnachtsfeier können wir ja weiterreden, ich hätte da noch eine Lücke.“

Damit Sie für andere nicht zum Zeitsauger werden: „Störe ich Sie gerade?“ ist inzwischen genauso ein Muss wie das feinfühlige Beurteilen der Antwort. Nur für den Fall, dass zwischen unverbindlichen Floskeln doch irgendwo ein „Also, eigentlich stören Sie tatsächlich ...“ versteckt ist.

Lieben Sie Meetings?

Wenn ja, dann wahrscheinlich, weil man da so schön dösen kann. Oder weil das Konferenzgebäck so lecker ist. Ansonsten gibt es schließlich kaum Gründe, die für Besprechungen, Sitzungen & Co. sprechen: In einer Studie hat die internationale Unternehmensberatung Proudfoot-Consulting diesen Veranstaltungen hochoffiziell bescheinigt, dass es sich in der Regel um sinn- und ziellose Quatschbuden handelt, die mangels erkennbarer Ergebnisse letztlich nichts weiter sind als eine einzige Zeitverschwendung. Zeit, die sich in der Regel viel sinnvoller nutzen ließe, um irgendwelche dringend anstehenden Dinge zu erledigen.

Langeweile statt Leistung – das ist allerdings nicht unbedingt ein unabwendbares Schicksal. Je nach Sitzungsanlass könnten Sie Ihren Chef fragen, ob Sie wirklich hingehen müssen, ob nicht vielleicht eine Kollegin Sie vertreten kann, oder ob man sich bei regelmäßig anstehenden Meetings nicht wenigstens abwechseln könnte. Sofern Sie ihn in einem Atemzug diskret darauf hinweisen, welche – ihm persönlich möglichst wichtigen – Aufgaben Sie in der so gewonnenen Zeit erledigen könnten, wird er Ihre Frage sicherlich sehr wohlwollend prüfen.

Für den Fall, dass an einem Meeting, aus welchen Gründen auch immer, kein Weg vorbei führt, hier ein paar Tipps, wie Sie gegen den Hang zur kollektiven Zeitverschwendung vorgehen können:

- **Pünktlichkeit und gute Vorbereitung** sind gute Voraussetzungen dafür, dass es zügig zur Sache geht. Dummerweise ist beides so gut wie nie gegeben – aber Sie könnten den anderen Teilnehmern ja mit gutem Beispiel vorangehen und damit auf alle Fälle beim Sitzungsleiter Eindruck schinden.

- **Ablenker und Schwafler wieder zum Thema führen**. Zum Beispiel mit Beiträgen wie „Wenn ich richtig verstanden habe, lassen sich Ihre Äußerungen doch damit zusammenfassen, dass ..." Oder mit einem beherzten: „Ich finde, der Punkt führt uns im Augenblick zu weit weg vom Thema – können wir den nicht bei der nächsten Besprechung auf die Tagesordnung nehmen?"

- **Diskrete Ermahnung**. Feststellungen wie „Ich sehe, einige Teilnehmer schauen auf die Uhr ..." helfen der Sitzungsdisziplin gelegentlich überraschend schnell wieder auf die Sprünge.

Wenn Sie dem Besprechungsleiter von vornherein sagen, dass Sie leiderleider zu einer bestimmten Uhrzeit weg müssen, können Sie nur gewinnen: Entweder, alle geben sich Mühe, um bis dahin die Tagesordnung abzuarbeiten. Oder Sie können das Trauerspiel mit geschäftiger Miene und ohne jedes schlechte Gewissen verlassen.

Mal wieder von Termin zu Termin gehetzt?

Spätestens nach dem dritten Termin am Stück ist es dann so weit: Ein – freiwilliger oder unfreiwilliger – Spieglein-Test verrät, dass stressmäßig das Erträglichkeitslimit überschritten ist. Diese Erfahrung kennt jeder, das Leiden unter Termindruck ist flächendeckend verbreitet. Doch viel tragischer als das Leiden ist die Tatsache, dass es nicht selten selbst verursacht ist. Schließlich muss mit Ausnahme von Staatsoberhäuptern kaum jemand seine Termine ohne Pause und auf die Minute genau aneinander hängen. Und auch wenn der Chef ein berüchtigter Drängler ist, so gilt letztlich, dass eine großzügige Terminplanung nicht als Zeitverschwendung rüberkommt, sondern als Zeichen von Professionalität.

Es ist nun mal sinnvoll, grundsätzlich bei jedem Termin eine Zeitreserve für Unvorhergesehenes einzuplanen: Selbst wenn *Sie* pünktlich sind, könnten ja Ihre Gesprächspartner zu spät kommen. Und wenn nichts Unvorhergesehenes dazwischen kommt, haben Sie ein erfrischendes Stückchen unverplante Zeit für sich. Genauso sinnvoll ist es, zwischen den Terminen ausreichend Freiräume einzuplanen. Denn erstens braucht es nun mal Zeit, um von A nach B zu kommen; und zweitens sind Sie wesentlich konzentrationsfähiger, wenn Sie zwischen zwei Terminen eine kleine Pause machen.

Durch die konsequente Einhaltung einiger Prinzipien lässt sich der Terminstress noch weiter reduzieren:

- **Entspannt hinkommen.** Bei Auswärtsterminen lieber öffentliche Verkehrsmittel nehmen als das eigene Auto – Autofahrten sind vielleicht schneller aber garantiert stressiger. Und bei Verspätungen müssen dann peinlich-platte Entschuldigungen wie „Stau“ oder „keinen Parkplatz gefunden“ herhalten.

- **Am Anfang Zeitrahmen festlegen**. „Meinen Sie, wir können in einer dreiviertel Stunde soweit alles besprechen?“ signalisiert den anderen, wie schnell sie zur Sache kommen sollten, wenn sie am Ende ein paar Ergebnisse haben wollen.

- **Verschieben oder absagen.** Ihre Kunden und Geschäftspartner sind genauso unter Druck wie Sie und werden es verstehen, wenn Sie auch mal einen Termin absagen. Wahrscheinlich machen Sie ihnen sogar eine Freude damit – denn Sie verschaffen ihnen eine wohltuende Lücke in ihrem Terminkalender.

Die Grenzen des Zeitmanagements

Während sich Bücher und Kurse zum Thema Zeitmanagement verkaufen wie warme Semmeln, warnen die Wissenschaftler bereits vor „Hurry Sickness“, auf deutsch: Hetzkrankheit. Gemeint ist der zunehmende Drang, beruflich und auch privat möglichst viel innerhalb von möglichst wenig Zeit zu tun. Um überall noch ein bisschen Zeit zu gewinnen, in die sich dann noch ein paar mehr Aktivitäten reinstopfen lassen.

Dabei führt die Frage, „Wie passt noch mehr rein?“ ab einem gewissem Niveau bestimmt nicht zu mehr Spaß oder zu mehr Leistung, sondern nur zu mehr Stress. Und beruflich führt sie auf lange Sicht schnurgerade zu Kapitel 9. Wer also dauerhaft das Gefühl hat, trotz perfekten Zeitmanagements in einer Flut von Aufgaben zu ertrinken, für den gibt es nur eines: aufhören, brav alles schaffen zu wollen – und anfangen, Grenzen zu ziehen, nein zu sagen. Auch wenn's schwer fällt.

5. Zwischen Planung und Perfektionismus

Tricks und Tücken der Arbeitsorganisation

Den Stressfaktor „ständig zu wenig Zeit“ könnte man auch umtaufen in „ständig zu viel Arbeit“. Das läuft auf dasselbe hinaus – trotzdem ist es ausgesprochen spannend, das Thema auch mal aus der Perspektive der Arbeitsmenge aufzurollen. Denn das frustrierende Gefühl, dass die Arbeitsberge trotz guten Willens, Fleiß und Nachtschichten einfach nie kleiner zu werden scheinen, ist möglicherweise auf einen unmenschlich anspruchsvollen Chef in Kombination mit chronischem Zeitmangel zurückzuführen. Doch genauso möglicherweise spielen im Gesamtbild auch Fragen der Arbeitsorganisation eine gewisse Rolle. Zumal es da die eine oder andere Eigenart gibt, für die Frauen offenbar eine besondere Schwäche haben.

„Frauen sind fleißig, Männer sind erfolgreich“

Das ist das Fazit der Beobachtungen von Karrierecoach Peter Friederichs über typisch männliches und typisch weibliches Verhalten im Job. Fast klingt es ein bisschen mitleidig: Während die Mädels sich brav, schweigsam und unermüdlich abrackern, stellen sich die Jungs jovial lächelnd ins Rampenlicht, berichten mit gepflegtem Understatement von ihren letzten Heldentaten und kassieren die Lorbeeren. (Und zwar im Regelfall nicht nur ihre eigenen, sondern die für die Fleißarbeit der Mädels gleich mit.) Dabei sind solche Herrschaften selten begnadete Organisationstalente oder Meister des Zeitmanagements. Doch sie scheinen alle instinktiv zu wissen, dass es unterm Strich gar nicht darum geht, durch möglichst perfekte Arbeitsorganisation möglichst viel wegzuarbeiten. Was zählt, ist im Wesentlichen die gekonnte Selbstvermarktung. Tu Gutes und sprich drüber, Klappern gehört zum Handwerk, Eigenlob stimmt.

Auf das *richtige* Eigenlob kommt es an: Frauen betonen die Mühe, die mit ihrer Arbeit verbunden ist, und hoffen auf Lob für Fleiß. Doch wer immer nur von Mühen redet, weckt eher Mitleid. Dann schon lieber wie die Männer nur von Ergebnissen und Erfolgen reden und dafür solide Anerkennung ernten.

Überflüssige Überstunden

Regelmäßig lässt sich beobachten, wie begnadete Eigenlober an weiblichen Kollegen vorbeiziehen. Die arbeiten zwar wesentlich härter, glauben aber immer noch, dass gute Leistungen für sich sprechen und dass es sich nicht gehört, offen darauf hinzuweisen. Ein Irrglaube, der zu unendlich vielen überflüssigen Überstunden führt und die „weibliche Bescheidenheit“ langfristig zu einem stressreichen Frustfaktor macht. Denn für eine Beförderung ist nur zu mageren zehn Prozent die eigene Arbeitsleistung verantwortlich. Viel wichtiger ist mit dreißig Prozent das Image in der Firma – und entscheidend ist mit sage und schreibe sechzig Prozent, wie gut es einem Mitarbeiter gelingt, seine Vorgesetzten auf seine Leistungen aufmerksam zu machen. Das funktioniert am besten mit ein paar Techniken, die frau gerade dann lernen sollte, wenn sie aus Bescheidenheitsgründen eine Aversion dagegen hat:

- Bei Sitzungen und Meetings regelmäßig durch Pünktlichkeit, gute Vorbereitung und möglichst engagierte Wortbeiträge glänzen.

- In Teambesprechungen grundsätzlich kurz über Arbeitsergebnisse, Erfolge und neue Ideen berichten: Erstens kommt so Eigenlob sehr angenehm als Teaminformation rüber; zweitens wird Ihre Arbeit auf dem Umweg über das Besprechungsprotokoll dokumentiert. Das entmutigt Ideenklauer und könnte bei anstehenden Gehaltsverhandlungen sehr nützlich werden.

- Den Chef des Öfteren kurz (!) schriftlich über Fortschritte von Projekten informieren, die ihm besonders am Herzen liegen.

- Gelegentlich durch konstruktive Ideen, publikumswirksame Sondereinsätze und soziales Engagement (zum Beispiel Mitgliedschaft im Organisationskomitee Betriebsausflug) dem Chef und den Chefs vom Chef überragende Job Identification und nimmermüden Einsatz für die Firma demonstrieren.

- Dafür sorgen, dass der Vorgesetzte davon erfährt, wenn Kunden und Geschäftspartner Sie loben. Ein charmantes „Sagen Sie das doch einfach mal meinem Chef!“ führt in der Regel ganz einfach zum gewünschten Ergebnis.

Oft ist es für Frauen sehr viel nützlicher, ihre Selbst-PR zu verbessern als ihre Arbeitsleistung. Denn Marketing in eigener Sache führt mitunter schneller und stressfreier zu Anerkennung und beruflichem Erfolg als harte Arbeit.

Nur für alle Fälle: Oldies but Goldies der Arbeitsorganisation

Die Betonung von Fleiß und Mühe, gepaart mit weiblicher Bescheidenheit, als fruchtlose Stressspirale es gibt viele Frauen, auf die das zutrifft. Andererseits gibt es auch eine Menge Frauen, die schlicht und ergreifend eine ganz geschlechtsneutrale Schwäche in Sachen Arbeitsorganisation haben. Das ist kein Grund zu Scham und Selbstvorwürfen; irgendeinen wunden Punkt in dem Bereich hat jeder. Was daran liegt, dass die Theorie bis zum Abwinken bekannt ist – aber in der Praxis die eine oder andere goldene Regel aus irgendwelchen Gründen (Gene? Kindheitstrauma?) in Vergessenheit gerät. Deshalb folgt an dieser Stelle sicherheitshalber eine kleine Übersicht über die drei wichtigsten Basics effizienter Arbeitsorganisation.

Erstens: Ordnung

Wenn Sie jetzt leicht verächtlich „Weiß doch jeder" murmeln, können Sie gerne direkt zum nächsten Abschnitt springen. Aber nur dann, wenn Sie wirklich noch nie im Stress waren, weil irgendein dringend benötigtes Dokument, eine E-Mail oder die topvertrauliche Telefonnummer eines VIP-Geschäftspartners auf einmal wie von Ihrem Schreibtisch verschluckt war. Unordnung ist nun mal ein in diversen Spielarten weit verbreitetes Problem – und ein altbekannter, aber trotzdem fieser Stressmacher. Erstens durch die Zeit, die fürs Suchen draufgeht, zweitens durch die Hektik, die mit jeder ergebnislos verschwendeten Suchminute wächst und drittens durch das schlechte Gewissen, das entsteht, wenn andere einen bei dieser Suche beobachten.

Chefs bewerten die Arbeit eines ordentlichen Mitarbeiters höher als *dieselbe* Arbeit, wenn sie von einem Chaoten stammt. Das liegt daran, dass ein ordentlicher Mitarbeiter den Eindruck von Zuverlässigkeit weckt. Ein unordentlicher Mitarbeiter hingegen weckt Misstrauen und muss sich ganz besonders anstrengen, um dieses Misstrauen zu zerstreuen.

Erkennbar ordentliche Mitarbeiter genießen also generell ein Stress reduzierendes Positivimage. Da ist es durchaus lohnend, ein paar Faustregeln zu beachten, die helfen, das tägliche Chaos in Grenzen zu halten:

- Ablage in PC- und Papierordnern immer so logisch nachvollziehbar gestalten, dass andere sich darin auch dann zurecht finden, wenn Sie mal nicht da sind. Im Zweifel mit Kollegen kleinen Brauchbarkeitstest veranstalten.

- Bei größeren Projekten grundsätzlich eine übersichtliche, schnell zu findende Liste mit allen wichtigen Ansprechpartnern, Telefonnummern und E-Mail-Adressen anlegen.

- Adressdateien, Einladungslisten, Presseverteiler, Kundenlisten etc. regelmäßig durch Praktikanten oder Aushilfen aktualisieren lassen – das spart auf Dauer so viel Geld, dass Ihr Chef die entsprechenden Personalkosten bestimmt gerne trägt.

- Abends wenigstens den sichtbaren Teil des Arbeitsplatzes immer halbwegs aufgeräumt hinterlassen. Das ist gut fürs Image – und gut gegen Stress. Denn wer morgens reinkommt und das Chaos halb- und unerledigter Dinge vom Vortag erblickt, kriegt garantiert sofort den ersten Adrenalinschock des Tages.

Wie wäre es mit einem kleinen Aufräum-Ritual? Zum Beispiel immer freitags von Mittag bis Feierabend Anrufbeantworter einschalten und nur Ablage machen, Wiedervorlage aktualisieren, „Kann-warten"-Stapel überprüfen und vor allem Papierberge und PC großzügig ausmisten. Das ist auch abteilungsweise machbar und sogar empfehlenswert, schon allein weil bei dieser Arbeit Gesellschaft die Stimmung hebt.

Zweitens: Gedächtnisstützen

Eigentlich weiß jeder aus eigener Erfahrung, dass man sich unter Druck nur schlecht konzentrieren und vor allem kaum etwas im Kopf behalten kann. Was einige Leute trotzdem nicht davon abhält, im Kampf mit dem Gestrüpp aus Terminen, Fristen, Aufgaben und Informationen einzig und allein auf ihr Gedächtnis zu vertrauen. Prompt versinken sie im Stress, wenn sich mitten in der größten Hektik herausstellt, dass das eine oder andere brandwichtige Detail von den Gehirnwindungen falsch oder gar nicht abgespeichert wurde. Dabei gibt es über die Anwendung von Terminkalendern hinaus, siehe Kapitel 4, noch ein paar weitere simple Methoden, die die ebenso anstrengende wie risikoreiche Gedächtnisakrobatik komplett überflüssig machen.

- **Notizblock.** Am besten DIN-A4, damit auch wirklich alle Infos, überraschenden Zwischendurch-Aufgaben, neuen Telefonnummern und plötzlichen Einfälle bequem draufpassen. Das entlastet das Gedächtnis – und macht einen guten Eindruck: Wer mitschreibt, wenn Chefs und Kunden sprechen, kriegt immer Pluspunkte für Interesse und Aufmerksamkeit. Alternativ können Sie Notizen natürlich auch im PC oder im Handheld machen. Jedenfalls, sofern Sie die Technik besser als ansatzweise beherrschen, siehe unten.

- **Checklisten.** Bei komplexeren Projekten schützen sie Sie davor, ein kleines aber wichtiges Detail zu übersehen. Vorausgesetzt, Sie untergliedern das Projekt frühzeitig in überschaubare Teilaufgaben und legen in Ihrer Checkliste fest, wann was wie zu tun ist. Falls mehrere Personen an dem Job mitarbeiten, bekommt jeder eine eigene Liste und damit ein Stück Verantwortung. Was den Stress für Sie gleich wieder ein bisschen verringert.

- **Manöverkritik-Protokoll.** Das Gegenstück zur Checkliste: Möglichst bald nach Abschluss des Projekts darf/soll jeder Beteiligte aufschreiben, was gut geklappt hat – und vor allem, was weniger gut geklappt hat. Die Liste der Fehler, Pannen und Verbesserungsvorschläge erspart es Ihnen zuverlässig, Ihr Gedächtnis mit lauter Details zu überfrachten und beim nächsten Mal trotzdem wieder vor denselben Problemen zu stehen.

Auch andere Leute haben unter Stress Gedächtnisprobleme. Deshalb werden sie Ihnen überaus dankbar sein, wenn im Zweifelsfall *Sie* die Initiative ergreifen und freundlich nachhaken, an Fristen erinnern und Material anmahnen, bevor es für alle Beteiligten zu spät ist.

Drittens: Technikwissen

Noch so eine Banalität. Eigentlich. Tatsache ist, dass durch die eher dürftige Kenntnis der Finessen von Telefonanlagen, Kopierern und vor allem Computerprogrammen viel überflüssiger Stress entsteht. Der Kampf mit

Tabellenkalkulationsprogrammen und Konferenzschaltungen nimmt manchmal absurde Züge an; schließlich wurden diese ganzen Dinge entwickelt, um ihren Benutzern die Arbeit zu *erleichtern*. Und das stimmt ja auch, allerdings nur, wenn man sich irgendwann dazu durchringt, Zeit am Stück zu investieren und sich systematisch mit den technischen Möglichkeiten zu befassen. Tun Sie's einfach, falls Sie in dem Bereich selbstkritisch einen gewissen Handlungsbedarf feststellen. Was sind schon ein paar Stunden Mehrarbeit im Vergleich zu den Vorteilen, die Sie in Zukunft davon haben. Besonders sinnvoll:

- **PC-Fortbildung.** Die steigert Ihre Leistung, weshalb im Idealfall (und wenn Sie klug argumentieren) Ihre Firma die Kosten ganz oder teilweise übernimmt. Wenn das nicht drin ist, können Sie vermutlich zu den Schulungsterminen eine Freistellung raushandeln. Zur Not sollten Sie nicht davor zurückschrecken, Urlaubstage und sogar eigenes Geld zu investieren; die Kosten sind immerhin steuerlich absetzbar.

- **Kreative PC- und Internet-Anwendung.** Dass sich mit Textbausteinen und Standardbriefen eine Menge Zeit gewinnen lässt, ist inzwischen bekannt. Aber dass sich mit Online-Formularen und Informationen zum Runterladen noch wesentlich mehr Zeit gewinnen lässt, weil lästige Standardanfragen wegfallen – das hat sich immer noch nicht überall herumgesprochen. Wenn Sie auf diesem Gebiet ein paar Vorschläge entwickeln, schlagen Sie zwei Fliegen mit einer Klappe: Sie schaffen sich stressige Zeitsauger vom Hals, und Sie punkten beim Chef.

Prioritäten & Planung – wie man durch ein bisschen Zeit viel Zeit gewinnt

Mit „P & P" ist es dasselbe wie mit Ordnung, Gedächtnisstützen und Technikwissen. Alles hervorragende Strategien im Bereich Arbeitsorganisation – aber so mancher hält sie für derart zeitaufwendig, dass er sich lieber täglich in dasselbe Chaos stürzt und kopflos von Brandherd zu Brandherd hetzt. Gemessen am Stress und am Kraftaufwand produziert er damit eher dürftige Resultate. Da ist es dann letztlich doch sinnvoller, täglich zehn Minuten für Prioritätensetzung und Planung zu opfern.

P1: Prioritäten

Sie festzulegen – und zwar am besten pro Woche und pro Tag – ist das einzige wirksame Mittel gegen die Dauerflut „brandeiliger“ Angelegenheiten, die Ihnen täglich auf den Tisch geknallt und ins Ohr geplärrt werden. Schauen Sie sich jede dieser irrsinnig dringenden Sachen grundsätzlich kurz an:

- Auch wenn der Dringend-Rufer sich auf den Kopf stellt: In die Top-Ten-Liste Ihrer Prioritäten gehören nur Angelegenheiten, die a) Ihrem Unternehmen Geld bringen oder ihm Geld sparen helfen. Oder aber die b) ein für Ihr berufliches Fortkommen wichtiger Mensch von Ihnen erledigt haben will. Alles andere kann warten, im Notfall oder aus sonst welchen Gründen auch länger.

- Wenn Sie sich bei größeren Aufgaben in Ihrer Einschätzung nicht sicher sind, bitten Sie Ihren werten Chef um sein fachmännisches Urteil im Sinne seiner (garantiert vorhandenen) persönlichen Prioritäten.

- Wenn Sie selbst Prioritäten setzen, teilen Sie die Ihrem Chef regelmäßig mit – als kleine Schutzmaßnahme, damit er Sie hinterher nicht anmaulen kann, weil etwas liegen geblieben ist, was seiner Meinung nach nicht hätte liegen bleiben dürfen.

Mal ganz unter uns: Kaum jemand kann treu und brav wirklich *alles* erledigen, was er so täglich auf den Tisch bekommt. Es ist also nicht allzu verwerflich, wenn Sie sich angesichts einer erkennbar zeitaufwendigen, erkennbar ergebnisarmen Aufgabe fragen, was schlimmstenfalls passieren könnte, wenn Sie sie „bis auf Weiteres“ verschieben oder unauffällig ganz unter den Tisch fallen lassen.

P2: Planung

Die Kapitel der Karriereratgeber zum Thema Planung sehen alle nach viel Arbeit aus. Zunächst sind kurz-, mittel- und langfristige Ziele festzule-

RINGHOTELS

gen. Die sollten möglichst smart sein – spezifisch, messbar, anspruchsvoll, realistisch, terminiert – und dann ihrerseits auf monatliche, wöchentliche und tägliche To-Do-Listen heruntergebrochen werden. Das ist auch alles sehr sinnvoll, denn wer keine Ziele hat, kommt nirgends an. Für Interessierte lohnt es sich daher durchaus, das Thema generalstabsmäßig anzugehen und sich ein entsprechendes Fachbuch zuzulegen. Für alle anderen gibt es hier kurz und knackig die besten Tipps aus der Planungstheorie:

- Entlang der Prioritätenlinie „Was ist wichtig *und* dringend?" Aufgaben in sinnvolle Einzelaspekte zerteilen und die auf einen überschaubaren Zeitraum verteilen. Schwere und leichtere Aufgaben abwechseln.

- Planung so genau wie möglich gestalten – aber auch so flexibel wie nötig, denn selbst die ausgetüfteltsten Pläne werden durch plötzlich eintretende Umstände in Nullkommanichts in Altpapier verwandelt.

- Alle an der Planung Beteiligten über jede Planungsänderung sofort informieren – kaum etwas ist so stressig wie pottsaure Kollegen, die aufgrund veralteter Pläne auf die Schnelle jede Menge überflüssige Fehler und Pannen ausbügeln müssen.

- Gleichartige Arbeiten zusammenfassen und am Stück erledigen (Rückrufe, Ablage, Kopieren, E-Mails beantworten etc.), weil das schneller geht.

- Den Tag nicht komplett mit Aufgaben beladen, sondern Lücken in der Planung lassen, damit Zeit für die Bewältigung der täglichen Katastrophen bleibt. Oder damit Sie zwischendurch eine kleine Kaffeepause einlegen können.

- Kurz vor Arbeitsschluss nicht noch „auf die Schnelle" etwas erledigen. Das klappt nämlich fast nie, und das gute Feierabendgefühl weicht Frust und Stress.

Kleiner Selbsttest: Reagieren Sie manchmal auf eigentlich harmlose Planungsänderungen gestresst, weil Sie sich nun mal etwas anderes „ganz fest" vorgenommen haben? Dann ist regelmäßiges Gelassenheitstraining angesagt; die Frage „Ist das jetzt wirklich so dramatisch, wie es sich anfühlt?" hilft Ihnen, sich *diesen* überflüssigen Stress zukünftig zu ersparen.

Die besten Strategien der Arbeits-Mengenlehre

Durch die Verbesserung der persönlichen Arbeitsorganisation lässt sich grundsätzlich *mehr* schneller und stressfreier wegarbeiten. Der Weg zur Verbesserung ist allerdings manchmal etwas mühsam. Es kann ein Weilchen dauern, bis man sich eher unpraktische Eigenarten von Ablage-Aversion bis Zettelwirtschaft abgewöhnt hat. Doch erfreulicherweise gibt es im Kampf gegen die täglichen Arbeitsmengen auch ein paar Strategien, die nichts weiter erfordern als kurzes Nachdenken und entschlossenes Handeln:

Das Krankenschwester-Syndrom abschalten

Es ist ein Typisch-Frau-Reflex, sich bereitwillig alle möglichen Arbeiten aufs Auge drücken zu lassen, siehe Kapitel 6. Dieser Falle können Sie entgehen, indem Sie sich routinemäßig fragen, ob Sie eine lästige/unwichtige/ungeliebte Aufgabe tatsächlich übernehmen müssen. Besonders bei Chefs mit der Neigung, dringende Arbeiten dem Erstbesten in der Nähe aufs Auge zu drücken, ist grundsätzlich eine Blitzanalyse angesagt: Ist das wirklich so dringend und so wichtig, wie er tut? Und ist das überhaupt mein Job? Denn möglicherweise können Sie die Arbeit schlicht an den offiziell dafür zuständigen Kollegen weiterreichen, aufgrund zu vieler Unklarheiten erst mal an den Chef zurückdelegieren, einen Mitarbeiter oder Praktikanten damit betrauen – oder schlicht jemanden anheuern, der Ihnen diese Arbeit abnimmt, damit Sie Zeit für wichtigere Dinge gewinnen.

Für die ganz lästigen Dinge einen Helfer zu engagieren, ist auch bei Privatstress von Fensterputzen bis Kindergeburtstagsorganisation eine hervorragende Idee. Die kostet zwar Geld, aber damit kaufen Sie sich ein eigentlich unbezahlbares Gut – ein bisschen unverplante Freizeit.

Druck abschalten

In die Kategorie fallen eingebaute Druckmacher wie „Wenn ich es nicht mache, macht es keiner". Das ist echt ein Glaube zum Abgewöhnen. Denn erstens kann es schon sein, „dass es dann keiner macht" – aber entscheidend ist einzig und allein, wer/ob überhaupt jemand merkt, dass da eine Sache versehentlich unerledigt geblieben ist. Und zweitens muss der Betrieb im Notfall nun mal auch ohne Sie weitergehen, zum Beispiel, wenn Sie sich ein Bein brechen und deshalb längere Zeit ausfallen. Merke: Auch der wertvollste Mitarbeiter ist im Zweifelsfalle in Nullkommanichts ersetzbar, wenn er aus irgendeinem Grunde plötzlich nicht mehr zur Verfügung steht. Diese Einsicht schützt bei Dringend-Druck von außen davor, sich eigentlich unnötige Überstunden anzutun.

Es lohnt sich immer nachzufragen, bis wann *genau* eine bestimmte Arbeit erledigt sein muss. Oft stellt sich nämlich heraus, dass hinter einer Terminvorgabe ein beachtlicher Sicherheitsspielraum steckt. Auf den können Sie aufmerksam machen, um den Erledigungstermin ganz einfach nach hinten zu schieben – unter Verweis auf Angelegenheiten, die viel dringender sind.

Multitasking abschaffen

Wer mehrere Dinge auf einmal macht, bringt letztlich nichts richtig zustande und macht obendrein überflüssige Fehler. Und da es zu den größten Stressauslösern überhaupt gehört, etwas *nicht* zu schaffen, ist die konsequente Anwendung der Regel „immer nur eine Sache auf einmal" das einzig Vernünftige. Das gilt übrigens auch für so „einfache"

Kombitätigkeiten wie Telefonieren und gleichzeitig Ablage machen – wie jeder weiß, der schon einmal Monate nach so einer Aktion verzweifelt ein falsch archiviertes Schriftstück gesucht hat.

Das Gefühl, sich mal wieder im Kleinen verzettelt und nichts wirklich erledigt zu haben, ist immer gut für eine Stressattacke. Die können Sie vermeiden, indem Sie der Nicht-geschafft-Liste im Kopf systematisch eine Geschafft-Liste gegenüberstellen. Das erfordert etwas Übung, aber es funktioniert, weil die meisten Frauen täglich viel mehr schaffen als sie meinen. Sie müssen nur lernen, das Geschaffte auch zu sehen.

Perfektionismus: der perfekte Stressmacher

Hier nun eine gute Nachricht für alle, die sich eher zu wenig Gedanken in Sachen Arbeitsorganisation machen und daher die bisherigen Ausführungen zum Thema wohl oder übel mit einer gewissen selbstkritischen Aufmerksamkeit zur Kenntnis genommen haben: Sie dürfen gleich weiterblättern zum nächsten Kapitel. Denn Perfektionismus dürfte kaum ihr Problem sein. Die Glücklichen.

Der Drang, alles wirklich perfekt hinzukriegen, ist nämlich ein typisches Frauenphänomen – übrigens nicht zuletzt aufgrund der Furcht einflößend gut gelaunten, gut aussehenden, nervenstarken weiblichen Allroundtalente in Frauenzeitschriften, Werbespots und Fernsehfilmen. Unter Männern – insbesondere Chefs – ist Perfektionismus zwar auch anzutreffen, aber in der Regel nur bei der kritischen Bewertung von Mitarbeiterleistungen und nicht etwa, wenn es um die eigene Arbeit geht. Da lassen sie gerne fünf gerade sein in der Hoffnung, dass es sowieso keiner merkt oder dass das Endergebnis schon irgendwie akzeptabel sein wird.

Vielen Frauen fehlt diese Lässigkeit in der Grauzone zwischen praktischem Denken und Faulheit. Deshalb erledigen sie selbst unterm Strich völlig unwichtige Angelegenheiten mit einem schier übermenschlichen Kraft- und Zeitaufwand. Klar, dass diese Methode nicht nur im Bereich Arbeitsorganisation, sondern auch im Privatleben auf Dauer direkt in den Allround-Stress führt.

Der Psychologe Ulrich Dehner hat einmal gesagt: „Wer im Leben auf privates Glück und Berufserfolg verzichten möchte, sollte unbedingt Perfektionist werden." Falls Sie eine perfektionistische Ader haben, sollten Sie diesen Spruch möglichst auswendig lernen. Oder ihn aufschreiben und gut sichtbar an die Wand hängen.

Anleitung zum Unzufriedensein

Zufriedenheit ist für die Perfektionisten ein leidenschaftlich angestrebter, aber völlig unerreichbarer Zustand. Sie sehen nämlich nie das, was da ist, sondern immer nur das, was fehlt. Und irgendetwas fehlt immer, nicht umsonst heißt es „Nobody is perfect". Folglich ist Perfektionismus nicht etwa eine Strategie in Sachen Arbeitsorganisation, sondern langfristig eine Anleitung zum Unglücklichsein. Für alle, die das nicht recht glauben wollen („Man muss doch immer sein Bestes geben!") folgt hier kurz und schmerzlos die Begründung:

- Perfektionismus kostet zu viel Zeit, siehe die Achtzig-zwanzig-Regel auf Seite 40.
- Es kostet zu viel Kraft, immer alles im fünften Gang zu erledigen, ohne zu prüfen, wo sich der Aufwand wirklich lohnt – und wo nicht.
- Perfektionisten ruinieren ihre Nerven, weil sie sich auf „perfekte Planung" verlassen – und dann in Panik geraten, wenn (zwangsläufig) etwas eintritt, das sie nicht vorgesehen haben.
- Perfektionisten ruinieren anderer Leute Nerven, denn sie sind doppelt schwer erträglich: Erstens weil sie – meistens – so abstoßend

perfekt wirken, und zweitens weil sie denselben Perfektionismus auch von Kollegen und Mitarbeitern einfordern und damit mächtig Stress verbreiten.

- Für stets perfekte Arbeit werden Frauen in den allerseltensten Fällen stets perfekt bezahlt – und allein *das* führt auf Dauer ohne Zwischenlandung direkt in den Dauerfrust.

> „Das kann nun mal keiner so gut wie ich“, „Dann mach' ich es lieber gleich selbst“, „So richtig verlassen kann ich mich nur auf mich selbst“ – letztlich alles selbstgemachte Stressfaktoren. Das zu erkennen und einfach mal *loszulassen*, ist ein Sieben-Meilen-Stein auf dem Weg zu einer vernünftigen Arbeitsorganisation. Und zu einem stressärmeren Privatleben auch.

Heilsame Erkenntnisse

Hinter dem Perfektionismus steckt letztlich die Angst vor Fehlern und vor den Folgen der Fehler. Dabei ergibt eine kleine Begutachtung der Kollegen (und Vorgesetzten) in der näheren Umgebung mit schöner Regelmäßigkeit, dass man es auch ohne Perfektionismus, dafür mit einer gelegentlich eindrucksvollen Pannen- und Patzervorgeschichte, enorm weit bringen kann. Wenn das kein guter Grund ist, dem Stressfaktor „Perfektionismus“ systematisch an den Kragen zu gehen. Die folgenden Erkenntnisse können dabei Gold wert sein:

- **Perfekte Arbeit ist überflüssig.** Den arbeitsintensiven Unterschied zwischen guter und perfekter Arbeit nimmt nämlich (außer ein paar Perfektionisten) kaum jemand wahr. So manchem Chef ist perfekte Arbeit sogar ziemlich lästig. Etwa, wenn er sich durch einen Sechs-Seiten-Bericht quälen muss, wo es auch zwei Seiten getan hätten. Oder wenn er eine kurze Stellungnahme erwartet und stattdessen ein endloses Für und Wider erzählt bekommt.

- **Fehlerangst ist überflüssig.** Schockierend für Perfektionisten, aber trotzdem wahr: Die meisten Fehler werden von Außenstehenden gar nicht bemerkt. Und wenn doch, dann ist ihnen der Fehler meistens mehr oder weniger egal. Oder aber der Fehler wird zwar bemerkt und kritisiert, ist aber morgen wieder vergessen, weil dann jemand anders einen Fehler macht. Der wahrscheinlich mehr Stoff zum Maulen bietet als Ihrer.

- **Perfektion gibt es nicht.** Jedenfalls ganz bestimmt nicht im Job. Stattdessen bestimmt „Murphys Gesetz“ das Leben und damit auch das Arbeitsleben: Alles, was schief gehen kann, geht auch schief. Und da man nie wirklich alles unter Kontrolle hat und nie hundertprozentig ausschließen kann, dass etwas schief geht, ist es quasi unvermeidbar, dass irgendetwas anders läuft als geplant. Perfektionisten sind also gut beraten, solide Arbeit nach dem Motto „gut ist gut genug“ zu machen – und ansonsten unliebsame Überraschungen aller Art mit ein bisschen Improvisation zu bewältigen. Allein das Wort jagt eingefleischten Perfektionistinnen zwar kalte Schauer über den Rücken. Aber es hilft nichts – anders ist Murphy einfach nicht beizukommen.

Improvisation lässt sich lernen. Und wer einmal erkennt, dass es letztlich viel wichtiger ist, das Beste aus einer Situation zu machen, anstatt „nur“ bestens auf sie vorbereitet zu sein, der kann sich fröhlich von einem besonders lästigen Stressfaktor verabschieden: der lähmenden Panik, die hochschießt, wenn etwas anders kommt als erwartet.

6. Alles eine Frage der Beziehungen

Vom nervenschonenden Umgang mit Chefs, Kunden und Kollegen

Ein gutes Netzwerk ist die Voraussetzung für den beruflichen Aufstieg, gute Beziehungen erleichtern die Arbeit, und gute Freunde erhöhen die Lebenserwartung.

Okay, das weiß inzwischen jeder. Schließlich gibt es dazu jede Menge schlaue Bücher und niedlich illustrierte Artikel in Frauenzeitschriften. Sie erklären haarklein, wie Beziehungspflege funktioniert, vom liebenswürdigen Lächeln – wer das nicht auf den Lippen hat, gilt immer gleich als muffig – bis hin zur Kunst des gepflegten Austauschs kleiner und auch größerer Gefallen. Und das alles ist ja auch nicht schwer. Jedenfalls, wenn die allgemeine Stimmung von Haus aus angenehm oder wenigstens annehmbar ist.

Das aber ist im Job längst nicht immer so: Druck, Erwartungen und die Wahrscheinlichkeit von Missverständnissen sind oft riesig, Sympathie und Wohlwollen hingegen eher begrenzt. Man hat sich die werten Chefs, Kunden und Kollegen schließlich in den seltensten Fällen selbst ausge sucht. Da können ausgerechnet die Beziehungen, die doch eigentlich das (Arbeits-)Leben leichter machen sollten, auf einmal zum Stressmacher der Extraklasse werden. Und so dreht sich dieses Kapitel in erster Linie um das Ziel, Ärger im Beziehungsbereich möglichst von vornherein zu vermeiden.

Gelegentlich steckt hinter einem offenen oder aber giftig vor sich hin schwelenden Krach – mal ganz sachlich betrachtet – eine geradezu lachhafte Banalität. Schließlich ist es eine weibliche Spezialität, gerne alles gleich ein bisschen zu persönlich zu nehmen.

Sprachtricks, die das Leben leichter machen, Anfängerkurs

Unglaublich viele Reibereien entstehen ganz schlicht durch ein paar ungeschickt, undiplomatisch, unüberlegt oder aber überhaupt nicht gewählte Worte („Ich werd ja wohl noch sagen dürfen, was ich denke!“). Vor diesem Stressfaktor können Sie sich ziemlich einfach schützen, indem Sie erstens routinemäßig darauf achten, sich eindeutig und bei allem Recht auf Spontaneität und freie Meinungsäußerung möglichst *behutsam* auszudrücken. Und indem Sie zweitens im Zweifel lieber noch mal beherzt nachfragen, was *genau* der andere gemeint hat: „’Du hast immer einen so besonderen Geschmack’ – Meinst Du das wirklich oder machst Du Dich gerade über mich lustig?“ Sonst gehen Sie vielleicht einem Missverständnis in die Falle oder reagieren spontan genervt auf eine Bemerkung, die womöglich weder kritisch noch spöttisch noch sonst wie miesepetrig gemeint war. Darüber hinaus gibt es ein paar kleine Sprachtricks, die das Leben ganz allgemein leichter machen:

- **„Heute ist nicht mein Tag“** signalisiert den anderen, dass sie Sie möglichst erst mal in Ruhe lassen sollten – und erspart so allen Beteiligten die Folgen von ansteckend schlechter Laune.

- **„Könnten Sie mir einen großen Gefallen tun?"** gibt demjenigen, den Sie fragen, das schöne Gefühl, dass er – und niemand anders – Ihnen etwas wirklich Gutes tun kann. Das ist eine Freude, die Ihnen jeder so Gebetene selbstverständlich gerne macht, ohne sich lange bitten zu lassen. Was Ihnen unter Umständen viel Zeit und Mühe erspart.

- **„Ich habe da ein kleines Problem"** ist selbst bei großen Problemen ein strategisches Muss. Denn es schützt Ihr Gegenüber vor Panik, Ärger und anderen eher wenig produktiven Gefühlen, die ihn daran hindern könnten, Ihnen schnell und mit klarem Kopf zu helfen.

- Der großzügige Einsatz von Worten wie **„danke", „bitte", „gerne"** und **„Entschuldigung"** hat zwar nichts mit Tricks, sondern eher mit Benimm zu tun. Wer diese Vokabeln im Bedarfsfall großzügig verwendet, erspart sich und anderen trotzdem jede Menge Stress durch Missstimmung.

Ehrlichkeit in allen Ehren – aber „Mensch sind *Sie* wieder gestresst!" ist sogar in der mitleidig gemeinten Variante ein Spruch zum Abgewöhnen. Denn selbst wenn er noch so gerechtfertigt ist, macht er alles nur schlimmer, für den so Angemaulten (der schließlich selbst am besten weiß, wie er sich gerade fühlt) und für die allgemeine Stimmung auch.

Sprachtricks, die das Leben leichter machen, Fortgeschrittenenkurs

Über den Bereich höflich-geschickter Formulierungen hinaus gibt es auch ein paar Tricks und Techniken, die etwas intensivere Übung erfordern – nicht weil sie so kompliziert wären, sondern weil man unter Stress regelmäßig in altgewohnte Kommunikations-Unarten zurückfällt. Umso sinnvoller ist regelmäßiges Sprachtrick-Training sowohl im Job als auch zu Hause; hier wie dort zahlt es sich garantiert aus.

Weg mit den Killersätzen

Typische Beispiele: „Du bist immer so empfindlich“, „Sie sehen das völlig falsch“, „Auf Dich kann man sich wirklich nie verlassen!“. Gemeinsame Kennzeichen: Verallgemeinerungen und als Tatsachen verkleidete Behauptungen. Typische Folgen: Wer so was zu hören bekommt, wertet das als Frontalangriff, lässt das Visier runter und geht zum Gegenangriff über. Auch wenn der „Angreifer“ im Kern der Sache vielleicht völlig Recht hatte.

Her mit den Ich-Sätzen

Die sind die weise Alternative zu den Killersätzen, denn mit ihnen lässt sich Kritik ganz diplomatisch als persönlicher Eindruck verpacken: „Das wirkt auf mich so, als ob ...“, „Das kommt bei mir so an, dass ...“, „Ich habe da das Gefühl, dass ...“ Diese Technik funktioniert dann am besten, wenn man gleichzeitig auf angriffslustige Formulierungen von „Gejammer“ über „beleidigt“ bis „auf den Wecker gehen“ verzichtet und sich auch im Tonfall um größtmögliche Sachlichkeit bemüht. Auch wenn genau das zugegebenermaßen manchmal *echt* schwer fällt.

Wer killermäßig daherredet, macht sich damit vielleicht endlich mal so richtig Luft. Er erreicht damit aber nicht etwa umgehende Einsicht und Besserung seines Gesprächspartners, sondern Trotz, Unbelehrbarkeit und überflüssigen Ärger. Wenn das kein guter Grund ist, sich grundsätzlich vor Kommentaren zu hüten, die mit „Du bist ...“ und „Sie sind ...“ anfangen, und lieber ein paar Ich-Sätze zu üben.

Information für alle

In der typischen Hektik am Arbeitsplatz entsteht viel Ärger allein dadurch, dass gestresste Mitarbeiter schlicht vergessen, wichtige Informationen an Chefs, Kollegen und eigene Mitarbeiter weiterzugeben. Die arbeiten dann in die falsche Richtung oder unter veralteten Voraussetzungen – und wenn sie das merken, gibt’s nur noch mehr Stress. Für alle.

Deshalb gehört es zu den goldenen Regeln der Beziehungspflege im Job, sich immer um genug Informationen zu kümmern. Und zwar nicht nur um genug Infos für sich selbst; kluge Mitarbeiter sorgen vor allem dafür, dass alle anderen von ihnen immer sofort alle wichtigen Infos bekommen.

E-Mails und SMS sind sehr praktische Verständigungsmittel, wenn man gestresst ist und keine Zeit für Small Talk hat. Aber aus dieser magersüchtigen Form von Kommunikation wird selten ein richtig „guter Draht". Dazu braucht es wenigstens ab und zu ein ausgedehntes Telefonat oder Treffen. Denn auf Dauer geht es nie nur um den nackten Info-Austausch, sondern viel mehr um persönliche Ausstrahlung und Chemie. Und ob *die* stimmt, das kriegt man per SMS einfach nicht mit.

Ein schönes, kurzes, klares Wort: NEIN

Nicht wenige Frauen haben mit diesen vier Buchstaben ein Problem. Sie drücken sich gerne davor, weil sie Verstimmung fürchten – und setzen lieber ihre eigene Stimmung aufs Spiel. So entsteht ein erstaunliches Maß an Stress allein dadurch, dass frau „ja" sagt, aber „nein" denkt. Das lässt sich ganz leicht durch ein bisschen Selbstbeobachtung bestätigen. Ganz egal, ob das Nein nun in Gestalt von „Eigentlich habe ich dazu null Lust", „Eigentlich seh ich gar nicht ein, dass ich das machen soll" oder einfach als „Eigentlich *will* ich das nicht!" Gedanken und Gefühle auf die Palme bringt: Die Folge ist immer Stress durch Frust und Unzufriedenheit. Ein ziemlich hoher Preis für die Sehnsucht nach rosenumrankter Harmonie.

Da ist es gut zu wissen, dass Sie diesen Preis nicht unbedingt bezahlen müssen. Jedenfalls dann nicht, wenn Sie es sich gönnen, auch mal Nein zu sagen. Das funktioniert überraschend gut, sofern Sie ein paar simple Regeln beachten.

- **Fürsorglich Begründung für das Nein liefern.** Denn nur kommentarloses Abschmettern stößt den anderen wirklich vor den Kopf.

Wenn er einen Grund genannt bekommt und womöglich aus Ihrem bedrückten Gesichtsausdruck auf echtes Bedauern schließen kann, reagiert er gleich verständnisvoller.

- **Strategisch guten Grund anführen.** Sachliche Gründe, die der andere nachvollziehen kann, sind besser als persönliche Gründe. Also lieber „Wenn ich mit Herrn Müller dieses Strategiepapier schreibe, kriege ich aber die Kalkulation nicht fertig, auf die Sie so dringend warten" als „Kommt nicht in Frage – mit *dem* Trottel arbeite ich nicht!!!" Auch wenn hinter Ihrem Nein natürlich nichts anderes als der Trottel steckt.

- **Trostpflaster spendieren.** Häufig gibt es eine Kompromisslösung, die dem Nein die Schärfe nimmt und dem anderen das Gefühl gibt, dass er wenigstens ein „Viertel-Ja" bekommt: „Das kann ich heute nicht mehr machen, aber bestimmt übermorgen", „Ich fürchte, dass das nicht geht, aber ich werd's auf alle Fälle versuchen". Oft genug ist die Sache damit übrigens sang- und klanglos vom Tisch.

Für ein Nein gibt es in den seltensten Fällen Beifall. Aber was soll's?! Wenn ein runtergeschlucktes Nein ein Grund für Stress ist, ist ein ausgesprochenes Nein ganz klar ein Grund zur Erleichterung. Und die steigert gleich das allgemeine Wohlbefinden.

Das ABC der Kriegs- und Krisenvermeidung

Die tägliche Bewältigung der Job-Verpflichtungen kostet Kraft genug. Da gilt es schon aus reinem Überlebenstrieb, nervtötende Streitereien, Scharmützel und Stellungskriege so weit wie möglich zu vermeiden. Klar lassen sich Auseinandersetzungen „gewinnen" (wenn auch manchmal nur unter Einsatz zweifelhafter Methoden). Aber die Beziehung zum „Verlierer" bessert man damit garantiert nicht. Und wer Feinde hat, hat eindeutig ein Problem zu viel. Da liegt es eigentlich auf der Hand, bei drohenden Konflikten des Öfteren ganz weise fünf gerade sein zu lassen, dem anderen gutmütig Recht zu geben, wenn's nicht gerade um innerste Überzeugungen geht, und ganz allgemein nicht so viel Energie in letztlich völlig unbedeutende Kleinkriege zu stecken.

Doch es ist nun mal eine ganze Ecke leichter, in der Theorie weise und gelassen zu bleiben als in der Praxis. In der führen immer wieder zweibeinige Ärgernisse vom stinkfaulen Kollegen zum vollchaotischen Chef zu schier unvermeidbaren Auseinandersetzungen. Spontan-Kräche sind in der permanenten Druck-Situation im Job nur menschlich. Außerdem ist es erwiesenermaßen ungesund, seine Wut immer auf ein mühsam hervorgepresstes „Darüber bin ich jetzt aber nicht sehr glücklich" zu beschränken und den großen Rest widerwillig aber immer wieder runterzuschlucken.

Entgegen allen Befürchtungen gewisser harmoniesüchtiger Hirnareale ist es ausgesprochen gut für Gesundheit und Gemüt, bei Bedarf klar seine Meinung zu sagen, unmissverständlich die berühmten Grenzen zu ziehen und sich auch mal zur Wehr setzen, wenn Ihnen etwas nicht passt.

Nun kommt es wie bei allen wichtigen Dingen des Lebens so auch hier auf eine ausgewogene Mischung an. Da kann es nicht schaden, im Umgang mit dem täglichen Beziehungsstress im Job grundsätzlich ein paar altgediente Weisheiten im Auge zu behalten:

- **Sie können niemanden ändern außer sich selbst.** Das klingt zwar nach Küchenpsychologie, ist aber trotzdem wahr. Weshalb es sich lohnt, vor Ärger-Ausbrüchen kurz über die Hintergründe nachzudenken. Falls Sie mit vielen Worten letztlich nur „Änder Dich endlich, Du Penner!" sagen wollen – sparen Sie sich die Energie für was anderes. Zum Beispiel für Überlegungen darüber, was Sie bei sich selbst ändern könnten/müssten, damit dieser Streitpunkt zwischen Ihnen an Sprengkraft verliert.

◎ **Die Folgen von verbrannter Erde.** Manchmal ist die Verlockung groß, einen Nervtöter mit ein paar klaren Worten ein für alle Mal zum Mond zu schicken. „Auf den Typen kann ich eh' verzichten" erweist sich allerdings gelegentlich als fataler Irrtum. Zum Beispiel, wenn ausgerechnet dieser verzichtbare Typ sich überraschend als einzige Rettung für Ihre Festplatte/bester Freund Ihres wichtigsten Kunden/Ihr neuer Chef erweist. Deshalb ist es nur vernünftig, auf „endgültige Befreiungsschläge" zu verzichten. Begrenzen Sie eine lästige, unangenehme oder sonst wie unerfreuliche Beziehung lieber diplomatisch auf ein unter Höflichkeitsaspekten vertretbares Minimum.

Netzwerk hin oder her – es gibt Beziehungen, die unterm Strich deutlich mehr Kraft kosten als geben und damit zum Stressfaktor werden. In diesem Fall ist es völlig legitim, sie ganz elegant allmählich entschlummern zu lassen. Im Leben verliert man sich schließlich auch ab und zu aus den Augen. In der Regel ungewollt, aber manchmal auch durchaus gewollt.

Zwischen Freund und Feind: die lieben Kollegen

Die Beziehungen zu kraftraubenden Kollegen kann man leider in den seltensten Fällen sanft entschlummern lassen, denn sie sind schließlich den lieben langen Tag in der unmittelbaren Umgebung zu Gange. Und ganz allgemein ist es sowieso ratsam, sich um ein einigermaßen gutes Verhältnis zu ihnen zu bemühen – egal wie gewöhnungsbedürftig sie sind. Denn die friedliche, vielleicht sogar freundliche Koexistenz im Job ist der beste Schutzschild gegen Klatsch & Tratsch, Mobbing und Intrigen. Kollegen, die Sie mögen, haben keinen Anlass zum Lästern, nehmen Sie in Schutz, wenn andere gegen Sie stänkern, und helfen gerne aus, wenn bei Ihnen Not am Mann ist.

Umgekehrt können Kollegen, mit denen Sie es sich aus irgendeinem Grund verscherzt haben, Sie am ausgestreckten Arm verhungern lassen.

Der tägliche Kampf mit Chefs, Kunden und anderen Stressmachern lässt sich aber nur gemeinsam bestehen; ohne moralische und auch tatkräftige Unterstützung der lieben Leidensgenossen ist der Tank schnell leer. Dann schon lieber freiwillig ein paar Faustregeln beachten:

Kompromiss statt Kleinkrieg

Und das aus gutem Grund: Erstens ist es im Job von Haus aus unmöglich, grundsätzlich immer seine eigenen Vorstellungen durchzusetzen. Und zweitens gelten Leute, die das trotzdem versuchen, als egoistisch und rücksichtslos. Mit diesem Image wiederum hat man unter Kollegen ausgesprochen schlechte Karten. Folglich ist Kompromissbereitschaft das Gebot der Stunde. Allerdings haben nicht wenige Frauen eine Aversion gegen das Feilschen um Kompromisse – und ärgern sich dann im Nachhinein, wenn ihre Verhandlungspartner blitzschnell auf einen unnötig großzügigen Vorschlag eingehen. Deshalb gehört auch das flaue Gefühl, auf einen faulen Kompromiss eingegangen zu sein, oft genug zu den selbst gemachten Stressmachern.

Frauenfalle „fauler Kompromiss“: Was Sie brauchen, um die zu vermeiden, ist eine gut konstruierte Rückzugslinie. Legen Sie vor dem Gespräch für sich selbst eine Reihe unterschiedlich weit gehender Kompromissvorschläge fest. Merke: Vermutlich gibt sich Ihr Gegenüber mit dem kleinen Finger zufrieden. Aber nur, wenn er nicht ahnt, dass Sie ihm bereitwillig auch den ganzen Arm überlassen würden. Funktioniert nicht nur bei Kollegen, sondern auch bei Chefs, Kunden und Geschäftspartnern.

Keine Angst vor Aussprachen

Ohne klärende Aussprache nehmen selbst lächerliche Kleinigkeiten wie eine ungespülte Kaffeetasse gelegentlich bedrohliche Ausmaße an. Und am Ende giftet oder schweigt man sich jahrelang wegen einer Angelegenheit an, deren objektiven „Tatbestand“ alle Beteiligten längst vergessen haben. Deshalb gilt: Je früher Sie ansprechen, wo und warum es hakt, desto größer ist die Chance, dass das Gespräch halbwegs sachlich bleibt und nicht in Streit mündet, sondern zu einer Klärung führt.

„Habe ich Sie irgendwie verärgert?"

Bei länger andauernder spürbarer Missstimmung ist diese Frage ein bewährter Troubleshooter. Denn sie wirkt immer gleich entwaffnend – erstens wegen der Besorgnis, die darin zum Ausdruck kommt, und zweitens weil Sie damit (wenn auch womöglich nur aus strategischen Gründen) signalisieren, dass die Verantwortung für die derzeitige Krise bestimmt bei Ihnen liegt. Gewöhnlich reicht dieses gefühlvolle Manöver auch ohne tiefer gehende Aussprache aus, um den anderen wieder auf den Teppich zu bringen und zu etwas mehr Freundlichkeit zu inspirieren.

Wenn der andere auf Ihre Frage hin mit der Sprache rausrückt – belohnen Sie seine Aufrichtigkeit und zeigen Sie sich einsichtig, lernwillig oder wenigstens nachdenklich, anstatt wortreich zu Verteidigung und Gegenangriff überzugehen.

Mürbe durch Mobbing?

Keine Frage, Mobbing ist der GAU unter den Beziehungen am Arbeitsplatz. Aus einem solchen Stellungskrieg mit heiler Haut wieder herauszukommen, ist nicht immer ganz einfach. Folglich sind sich sämtliche Experten darin einig, dass die wirksamste Waffe gegen Mobbing darin besteht, es gar nicht erst so weit kommen zu lassen. Und aufkeimende Aggressionen sofort freundlich anzusprechen, gegenzusteuern, Hilfe durch Chefs, neutrale Kollegen und Betriebsrat zu suchen, um die Mobbing-Spirale noch im Entstehen zu kappen, *bevor* sich die Fronten verhärten. Insofern sind die in diesem Kapitel vorgestellten Techniken der Kollegenpflege weit mehr als kleine Taschenspielertricks, sondern eine regelrechte Mobbing-Prophylaxe. Mit ihr lässt sich eine halbwegs freundliche Grundstimmung aufrecht erhalten und sogar so manche Irritation rechtzeitig aus dem Weg räumen.

Wenn es jedoch für die beherzte Krisenvermeidung zu spät ist (aus welchen Gründen auch immer), ein Kollege Ihnen partout Böses will und

Sie allein deshalb im Stress versinken – dann sollten Sie nicht zögern und sich sofort professionelle Hilfe suchen. Inzwischen gibt es Hunderte von Büchern und Webseiten zu diesem Thema. Je nach Bedarf und persönlicher Aufnahmefähigkeit bieten sie einen schnellen Überblick über die wichtigsten Schutzmaßnahmen oder detaillierte Informationen bis hin zu den Verästelungen der Gesetzeslage und den aktuellsten Mobbing-Gerichtsurteilen.

Sogar individuelle Beratung ist heutzutage nur einen Mausklick entfernt; über Internet sind sowohl gemeinnützige Mobbing-Beratungen als auch spezialisierte Juristen schnell gefunden. Und selbst wenn es trotzdem ein Weilchen dauert, bis Sie persönlich für Ihre Situation das Richtige gefunden haben – die aktive Suche nach Rat und Hilfe lohnt sich immer. Vor allem für Ihre Gesundheit. Für das körperliche und emotionale Befinden ist es nämlich deutlich besser, auf ein gegebenes Problem aktiv zu reagieren, als tatenlos darauf zu starren wie das Kaninchen auf die Schlange.

Mobbing ist inzwischen ein gesellschaftlich voll (an-)erkanntes Problem. Deshalb ist heute niemand mehr den fiesen Attacken feindlich gesonnener Kollegen so hilflos ausgesetzt wie noch vor zehn Jahren. Vorausgesetzt, er kümmert sich aktiv um Beistand – selbst wenn dieser Beistand unter Umständen mit Mühen, Kosten und gelegentlich auch schmerzlicher Selbsterkenntnis verbunden ist.

Die Geschichte vom glücklichen Kunden

... ist bestimmt ein Märchen. Denn Kunden sind wie Chefs: Wenn sie zufrieden sind, ist das für sie Normal-Null und daher kein Grund für Dankesgesten. Erst wenn irgendetwas nicht so läuft, wie sie sich das vorstellen, gibt es von ihnen ein Feedback. In der Regel kein angenehmes. Folglich gehört der Umgang mit Beschwerden zum kleinen Einmaleins in fast jedem Job. Da ist es ausgesprochen ratsam, sich möglichst vor dem

Auftreten der ersten Stresssymptome erstens ein dickes Fell und zweitens ein paar Beschwerde-Behandlungs-Strategien zuzulegen:

- **Beschweren lassen.** Nicht ganz leicht durchzuhalten, aber wirksam. Jemand will sich beschweren? Okay, soll er halt zehn Minuten Dampf ablassen. Wenn er sich alles von der Seele geredet hat, wird er für Ihre Stellungnahme jedenfalls empfänglicher sein.

- **Lösungen anbieten.** Es stimmt zwar, dass manche Leute sich nur beschweren, um damit irgendwelche Kulanzleistungen rauszuschlagen. Aber was soll's; bieten Sie schon aus Prinzip als Wiedergutmachung ein Trostpflaster an. Das bringt Ihnen Frieden mit dem Kunden, und Ihre Stresshormone kommen auch wieder zur Ruhe.

- **Tabu** sind Abwimmel-, Verteidigungs- und Verharmlosungsmanöver à la „Sie sind der Erste, der sich darüber beschwert". Immerhin wechseln neun von zehn Kunden ganz ohne Beschwerde zur Konkurrenz. So gesehen hat, wer die Energie aufbringt, Ihnen zu sagen, wo es hakt, eine halbwegs zuvorkommende Reaktion verdient.

- **Faustregel für Kunden mit Endlos-Lamentos:** Nach Ablauf der Zehn-Minuten-Zuhörfrist freundlich aber bestimmt auf Zeit spielen. „Ich werde die Sache innerhalb der nächsten Stunde/n klären und melde mich dann sofort wieder bei Ihnen."

Auch wenn das mitten im Klagehagel schnell in Vergessenheit gerät: Fünfundneunzig Prozent aller Beschwerden gehören in den Ordner „Shit happens". Also unangenehm/peinlich/ungerecht/lästig – aber kein Grund für endlose Selbstvorwürfe und erst recht kein Weltuntergang.

Frauen und Beziehungen – ein Kapitel für sich

Bekanntermaßen ist Sozialkompetenz die große Stärke des schwachen Geschlechts. So gesehen müssten Frauen gefeit gegen jede Form von Beziehungsstress und schon allein aus diesem Grunde in der Geschäftswelt tonangebend sein. Schließlich waren sie bereits im Rahmen der steinzeitlichen Aufgabenteilung für die Beziehungspflege in der heimischen Höhle zuständig. Die Männer gingen draußen schweigend der Jagd nach und haben seitdem offenbar in Sachen Kommunikation und Einfühlungsvermögen nicht allzu viel dazu gelernt. Unterdessen entwickelten die Frauen im Laufe zahlloser Plauderstündchen jene berühmte Gabe, die sie heute im Umgang mit ihren Mitmenschen oft intuitiv richtig reagieren lässt. Das sagen übrigens nicht nur Feministinnen, sondern auch viele Führungsratgeber. Da stellt sich die Frage, wieso „gute Beziehungen" in der Geschäftswelt trotzdem eher als Treibstoff für *Männer*karrieren gelten.

Auch wenn das jetzt ein bisschen theoretisch wird – es lohnt sich, dieser Frage nachzugehen, denn die Antworten werfen ein helles Licht auf ein paar ganz beachtliche Stressmacher.

Also dann. Frauen zeichnen sich durch eine natürliche Sozialbegabung aus, keine Frage. Aber genauso oft durch, nun ja, nennen wir es „heftige" Gefühlsregungen. Die jedoch stehen dem diplomatischen Umgang mit den lieben Mitmenschen gelegentlich im Wege, siehe Kapitel 7. Unabhängig davon kommt es auch hier mal wieder auf die richtige Mischung an: Das Verhältnis zwischen Einfühlungsvermögen und Durchsetzungsvermögen muss stimmen. Tut es aber nicht immer; dann dominiert entweder die eine oder die andere Eigenschaft. Mit unterschiedlichen Folgen: Zu viel Einfühlungsvermögen führt zum „Krankenschwester-Syndrom"; ein zu heftiger Durchsetzungswille wiederum bringt die berüchtigten „Starkstrom-Frauen" hervor. Beide Typen können, ungewollt oder gewollt, erheblichen Sand ins Beziehungsgetriebe bringen.

Sowohl der Hang zur „Krankenschwester" als auch der Hang zur „Starkstrom-Frau" sind letztlich auf denselben Ursprung zurückzuführen: das oft in Kindertagen erlernte Tauschgeschäft „Liebe gegen Leistung", oder, etwas anders ausgedrückt, die Hoffnung auf Anerkennung für Brav- und Fleißigsein. Ganz wie sich das für gut erzogene Mädchen gehört.

Krankenschwestern oder: Hilfsbereitschaft ohne Grenzen

Brave Mädchen werden belohnt – oder auch nicht. Es gibt da zwar theoretisch die Aussicht auf bevorzugte Beförderung, vermehrte Streicheleinheiten und bedingungslose Anerkennung für so viel selbstlosen Einsatz. In der Praxis jedoch sind nicht selten ganz andere Folgen zu beobachten: Der selbstlose Einsatz ihrer treuen Mitarbeiterinnen wird für innerlich feixende Vorgesetzte irgendwann zur Selbstverständlichkeit. In der Folge gibt es keinen Dank mehr, dafür aber Beschwerden, wenn die „selbstverständliche" Spitzenleistung mal kurzfristig nachlässt. Befördert wird am Ende der Kollege, der zwar leistungsmäßig deutlich weniger zu bieten hat, dafür aber mit den richtigen Leuten an den richtigen Ort zum Feierabend-Drink entschwindet. Und die braven Mädchen, die bekommen ab und zu gönnerhaft einen Brocken Lob hingeworfen („Das machen Sie wirklich sehr ordentlich!"), aber ansonsten gucken sie am Ende in der Regel in die Röhre.

Beruflich und auch privat möchten diese Frauen immer helfen, es jedem Recht machen und vor allem: nirgends in irgendeiner Form anecken. Das sind wirklich wunderbare, ehrenwerte Ideale – aber sie kosten unglaublich viel Kraft. Schließlich finden Kollegen, Kunden und Chefs regelmäßig innerhalb kürzester Zeit heraus, dass solche Mitarbeiterinnen sich bereitwillig ein ganzes Berufsleben lang unliebsame Arbeiten aller Art aufs Auge drücken lassen. Und das mit immer denselben platten Tricks: „Würden Sie das für mich machen, Sie können das doch viel besser als ich!", „Also ohne Ihre Hilfe wäre ich ja mal wieder völlig aufgeschmissen ..." Oder aber, ganz platt: „Wissen Sie, ich kann einfach keinen Kaffee kochen, bei mir schmeckt er immer ganz schrecklich ..."

Solche mehr oder weniger zweckgerichteten Komplimente kommen Ihnen merkwürdig bekannt vor? Dann setzen Sie der Ausbeutung Ihrer Hilfsbereitschaft ganz freundlich Schritt für Schritt ein Ende:

- Erledigen Sie nicht mehr immer sofort, was der „hilfsbedürftige“ Kollege Ihnen hinlegt – Sie haben gerade so viel zu tun, dass Sie leider erst nächste Woche dazu kommen.
- Erledigen Sie auch nicht mehr alles, sondern nur einen Teil: „Das da kann ich Dir gerne abnehmen, aber den Rest schaffe ich momentan einfach nicht ...“
- Führen Sie nicht aus reiner Verzweiflung schlechte Arbeit für den werten Kollegen zu Ende, sondern sagen Sie ihm, wie er es selbst besser machen kann. Wenn er weiß, dass er auf Ihre Hilfe zählen kann, wird er es nie richtig lernen – und Ihnen immer wieder die Feinarbeit aufs Auge drücken.

Traurig aber wahr: Wer etwas ständig umsonst bekommt, weiß es schon nach kurzer Zeit nicht mehr zu schätzen. Also schauen Sie zu, dass Sie für Ihre Hilfe grundsätzlich eine Gegenleistung bekommen – ganz egal, ob das nun fachliche Hilfe in anderen Bereichen ist, privates Babysitten oder einfach nur eine Schachtel Pralinen.

Diplomatie bis zur Implosion

Zum Stress durch Berge an Arbeit, für deren Erledigung eigentlich ein fauler Kollege zuständig ist, gesellt sich der Stress, der durch das ständige Runterschlucken der eigenen Gefühle entsteht. Da ist zunächst die Enttäuschung darüber, dass uneigennützige Hilfsbereitschaft nicht unbedingt mit Dankbarkeit belohnt wird. Darüber hinaus wollen Frauen mit Krankenschwester-Syndrom niemanden verletzen. Also verstecken sie ihre Meinungen und Wünsche hinter kaum wahrnehmbaren Andeutungen, lächeln noch verständnisvoll, wo sie innerlich kurz vor dem ultimativen Wutanfall stehen und betreiben ganz allgemein Diplomatie bis kurz vor der Implosion. Und das ganze quasi rund um die Uhr, denn Familienmitglieder und Freunde mit ihren „natürlichen Ansprüchen“ werden genauso wenig per Klartext in die Schranken gewiesen wie Chefs, Kunden und Kollegen.

Falls auch Sie das Gefühl haben, eigentlich nur Erfüllungsgehilfin für andere Leute zu sein – tun Sie was dagegen. Hilfsbereitschaft, Rücksichtnahme und Verständnis sind zwar Tugenden, die für das Funktionieren der Gesellschaft unentbehrlich sind. Aber ein Zuviel davon führt auf Dauer trotzdem zu Megastress und Magengeschwür. Dieser Aussicht können Sie entgehen, indem Sie üben,

- Ihre eigenen Vorstellungen nicht mehr hinter Andeutungen zu verstecken, sondern mehr oder weniger klar zur Sprache zu bringen;
- sich gelegentlich einfach ein freundliches „Nein“ zu gönnen, siehe Seite 83.

Es ist ein verbreiteter Frauen-Irrtum zu glauben, dass das selbstlose Aufgehen in den Bedürfnissen anderer persönliche Erfüllung und allseitige Harmonie mit sich bringt. Wahrscheinlicher sind Stress durch nagende Unzufriedenheit und atmosphärische Störungen durch die Tatsache, dass die anderen hinter der diplomatischen Fassade immer wieder irritierende unterschwellige Aggressionen spüren. Dann schon lieber gleich freundlich aber ehrlich sagen, was Sache ist.

Starkstrom-Frauen oder: Nur die Leistung zählt

Diese Frauen sind der Traum jedes Vorgesetzten. Sie sind diszipliniert, pflichtbewusst, absolut leistungsbereit und belastbar bis zur Schmerzgrenze. Für sie hat die Arbeit grundsätzlich Vorrang; jede soziale Verpflichtung ist eine zu viel, und die Beziehungspflege rutscht für sie – anders als bei den „Krankenschwestern“ – in den Rang eines Stressfaktors. Oft holen solche Frauen rücksichtslos das Letzte aus sich und anderen heraus in dem festen Glauben, dass ihre Dauerleistung das beste Sprungbrett für ihre Karriere ist.

Und fast genauso oft machen sich die Cleverles unter den Vorgesetzten genau diesen Umstand zunutze und lassen die Mädels schuften. Allerdings nicht bis zur Beförderung, sondern bis zum Umfallen. Oder aber bis zum Rausschmiss: Irgendwann lässt stressbedingt die Leistung nach. Dann nehmen kühl kalkulierende Chefs spürbaren Frust und wachsende Verstimmung einer „früher doch so fähigen“ Mitarbeiterin des Öfteren zum Anlass, sich „schweren Herzens“ von ihr zu trennen, um die Stelle mit einer voll aufgeladenen, weniger zickigen Starkstrom-Frau zu besetzen. Übertreibung? Wohl kaum. Nur die drastische Verkürzung einer Entwicklung, die sich über Jahre hinweg schleichend vollzieht und mit den Zwischenstopps „Erschöpfung“ und „Verbitterung“ direkt zu Kapitel 9 führt.

„Nur die Leistung zählt“ ist kein Erfolgsrezept, sondern ein Turbostressmacher: Zum Stress durch die Arbeit kommt nämlich das frustrierende Gefühl, immer weniger angenehme/bereichernde/entspannende Beziehungen zu haben. Höchste Zeit für ein neues Karrieremotto: „Lieber Arbeit liegen als andere stehen lassen“.

Keine Zeit für Beziehungen?

Auch wenn es immer noch Unternehmen gibt, in denen Mitarbeiterinnen beweisen müssen, dass sie einfach besser sind als ihre männlichen Kollegen – die einseitige Konzentration der Starkstrom-Frauen auf die Bewältigung von Arbeitsmassen ist fatal. Der Verzicht auf Gespräche und Verabredungen mit Kollegen und Geschäftspartnern ermöglicht zwar weitere Stunden am Schreibtisch. Aber gleichzeitig bedeutet er den Verzicht auf Entspannungsmöglichkeiten und auf wertvolle Gelegenheiten der Netzwerkpflege. Dabei muss die gar nicht zwangsläufig auf die tägliche Verpflichtung zum Endlos-Small-Talk hinauslaufen; schon Benimm-Klassiker wie Höflichkeit, Freundlichkeit und wenigstens ein paar Minuten ungeteilte Aufmerksamkeit sind die halbe Miete. Jedenfalls wenn nicht nur ausgewählte Wichtigmenschen, sondern grundsätzlich alle in ihren Genuss kommen.

Wer sich erkennbar für andere interessiert, wirklich zuhört, die Kunst der kleinen Geste beherrscht und auch mal von sich aus gibt, anstatt immer nur zu nehmen, der muss sich allem Stress zum Trotz um sein Netzwerk keine Sorgen machen.

7. Die Gefühle im Griff – oder im Griff der Gefühle?

Von Selbstbewusstsein, Kritikfähigkeit und anderen unterirdischen Stressregionen

Sie kommen abends eigentlich immer mit diesem wohligen Gefühl nach Hause, mal wieder sämtliche Widrigkeiten des Tages gelassen bis gerissen gemanagt zu haben? Sie haben weder mit alten Feinden noch mit neuen Herausforderungen ein Problem? Sie wissen haargenau, was Ihre Arbeitsleistung wert ist? Und nichts und niemand kann Ihre schlafwandlerische Gewissheit erschüttern, ein Vollprofi zu sein?

Dann sind Sie wahrscheinlich ein Mann. Falls Sie wider Erwarten keiner sind: Herzlichen Glückwunsch! Sie können garantiert durch Kurse und

Vorträge reich werden, in denen Sie weniger selbstsicheren Geschlechtsgenossinnen verraten, wie Sie es geschafft haben, sich diese sagenhafte Souveränität zuzulegen.

Denn – Hand aufs Herz, Mädels, wir sind doch unter uns – es gibt nicht allzu viele Frauen, die im Job das typische bombensichere Selbstbewusstsein ihrer männlichen Kollegen an den Tag legen. Wesentlich häufiger zeichnen sie sich durch Gefühlswallungen aus, die den Verstand mit spontanen Aversionen und Befürchtungen überrennen. Die Folge sind Ärger, Verunsicherung, Frust, Panik – und auf alle Fälle ein Riesenstress.

Obendrein spricht einiges für die Vermutung, dass es sich mal wieder um weitgehend hausgemachten Stress handelt. Ein Blick auf die Männer zeigt schließlich, dass auch sie sich mit Stressfaktoren wie Zeitdruck und Organisationschaos rumschlagen. Aber sie leiden in den seltensten Fällen am Hochstapler-Syndrom, an spontanen allergischen Reaktionen auf gewisse Geschäftspartner oder an akuten Das-schaff-ich-nie-Anfällen. Dass fast nur Frauen mit solchen Problemen zu kämpfen haben, ist jetzt aber kein Grund zu Verlegenheit und Selbstvorwürfen. Immerhin lässt sich dem selbstgemachten Stress auch eine positive Seite abgewinnen, siehe Kapitel 1.

Ihr Hausmacher-Stress existiert einzig und allein, weil Sie ihm großzügig Platz in Ihren Hirnwindungen einräumen. Wenn Sie sich dazu aufraffen, da oben mit dem Entrümpeln anzufangen, ist diese Art von Stress irgendwann einfach verschwunden.

Business-Partner zwischen „echt nett“ und „echt blöd“

Wer sich prüfend in Geschäftsbeziehungen umschaut, der stellt schnell fest: Männer klären Sympathiefragen oft sang- und klanglos nach dem Kriterium der reinen Nützlichkeit. Frauen dagegen urteilen lieber nach Gefühl, ob jemand „nett“ oder „blöd“ ist. Die Abneigung gegen Schleimerei für den eigenen Vorteil hat durchaus etwas Ehrenhaftes, sogar

Liebenswertes. Allerdings nur für die Leute, die mit dem Nett-Etikett ausgezeichnet werden. Alle anderen haben schnell die Nase voll davon, dass manche Frauen ihnen ohne besonderen Grund die kalte Schulter zeigen und sich nur unter spürbaren Mühen zu einem Grad an Freundlichkeit knapp oberhalb des Gefrierpunkts durchringen können.

Man muss kein Hellseher sein, sondern lediglich ein paar Sinnsprüche parat haben, um vorherzusagen, wie die Leute reagieren, die das Blöd-Etikett abgekriegt haben – sie machen Stress. Wie man in den Wald hineinruft, so tönt es schließlich hinaus, und wer Muffigkeit sät, wird Ärger ernten:

- Im Geschäft haben Sympathiefragen wenig zu suchen, es geht in erster Linie darum, eine funktionierende Arbeitsebene aufzubauen und gemeinsam gute Leistungen zu bringen. Wer da durch persönliche Aversionen Sand ins Getriebe bringt, hat schnell den schwarzen Peter, wenn etwas schief läuft („Das *konnte* ja nix werden, so wie Sie den Kunden behandelt haben!"). Obendrein steht er in Kriegs- und Krisenfällen oft ohne Verbündete da.

- Frauen, die gedankenlos Abneigung austeilen, kommen nicht selten schwer ins Grübeln, wenn sie selbst auf Ablehnung stoßen. Das ist zwar gar nicht anders zu erwarten, führt bei Frauen mit baufälligem Selbstbewusstsein aber trotzdem unweigerlich zum berüchtigten Keiner-liebt-mich-Blues. Sich mit dieser Verunsicherung rumzuschlagen, kostet Kraft. Kraft, die frau eigentlich für ganz andere Sachen bräuchte. Für die Arbeit auf dem Schreibtisch zum Beispiel.

„Geh' wohin dein Herz dich trägt" ist ein prima Motto fürs Privatleben. In den Beziehungen im Job hingegen ist es ratsam, spontane Gefühlsregungen routinemäßig aufzudröseln in das, was alles dahinter steckt: bestimmt ein paar Tatsachen – aber auch Vorurteile, große Vorlieben und kleine Eifersüchteleien. Wer sich solche aparten Mischungen erst mal selbstkritisch eingesteht, findet schnell zurück auf den Boden geschäftsfördernder Neutralität.

Weniger Wallungen – mehr Erfolg. Wie die Männer mit ihrem Bauchgefühl umgehen

Klar hören auch Männer im Geschäft auf ihr Bauchgefühl; eine Umfrage hat zu Tage gefördert, dass Topmanager wichtige Entscheidungen am Ende nicht etwa mit Hilfe ausgeklügelter Wahrscheinlichkeitsmodelle, sondern oft „rein aus dem Bauch raus“ treffen. Es sieht aber alles danach aus, als ob sie ihr Bauchgefühl nur in begründeten Ausnahmefällen zu Wort kommen ließen. Im stinknormalen Arbeitsalltag betrachten sie es eher als überflüssigen Luxus und zusätzlichen Stressfaktor und blenden es deshalb einfach aus. Kein Wunder, dass in Sachen „Gefühlsmanagement“ immer wieder erstaunliche Unterschiede zwischen Männern und Frauen ins Auge fallen:

„Der Bauch“ in Verhandlungen

Frauen tun sich oft schwer, mit Leuten zu verhandeln, die für sie Feindbild-Status haben: Sie hassen das Gefühl, gegen das Prinzip des aufrechten Gangs zu verstoßen. Männer schließen aus demselben Grund gerne lauthals jegliche Verhandlungsbereitschaft aus – nur um dann später mit ihren Gegnern geräuschlos, schnell, stressfrei und praktisch einen Kompromiss auszudealen, der sie zwar nicht zu Freunden macht, aber für beide Seiten Vorteile bringt.

„Der Bauch“ im Netzwerk

Während die Netzwerke von Frauen immer wieder rätselhafte Löcher aufweisen (es findet sich niemand, der in dem Bereich nett genug ist), laufen Männer regelmäßig zu Hochform auf, wenn es darum geht, ihre weit verzweigten Buddy-Systeme weiter zu perfektionieren. Das Eine-Hand-wäscht-die-andere-Prinzip beherrschen sie mit spielerischer Leichtigkeit, ohne sich jemals mit dem düsteren Selbstvorwurf zu quälen, als Opportunisten durchs Berufsleben zu kriechen. Für sie gehören Zweckbündnisse selbst mit Trotteln, Intriganten und anderen Unsympathen einfach dazu; schließlich kann man auch bei solchen Leuten nie wissen, wozu sie mal gut sein werden.

Der naive Traum vom Fair Play

Widerwille, Verachtung, ohnmächtige Wut – kaum etwas löst bei Frauen so heftige Gefühlsschübe aus wie Zwangserfahrungen mit männlichen Machtspielchen. Das ist einerseits verständlich: Ausgebootet, gefoult und von feixenden Kollegen ganz nonchalant ausgetrickst zu werden, gehört zu den unangenehmsten Berufserfahrungen überhaupt. Andererseits kann frau die überbordende Ausschüttung von Stresshormonen deutlich drosseln, wenn sie es wie die Männer macht und derartige Rangeleien (wohl oder übel) sportlich nimmt nach dem Motto: „Dieses mal hast du mich drangekriegt, aber warte nur ab, irgendwann bist *du* dran". Anstatt sich, moralisch berechtigt, aber viel zu nervenaufreibend, immer wieder aufs Neue darüber zu empören.

Nach Krach oder Kränkungen führen Frauen nächtelang imaginäre Streitgespräche, sind oft für immer eingeschnappt, schwören ewige Feindschaft und kochen bei jeder zukünftigen Begegnung vor unterdrückter Wut. Männer dagegen gehen selbst nach erbitterten Wortgefechten abends an der Bar noch friedlich wiedervereint einen trinken und danach entspannt schlafen. Raten Sie mal, was auf Dauer gesünder ist.

Das Hochstapler-Syndrom

Noch so ein heftiges Gefühl, das immer für eine Extra-Dosis Stress gut ist. Typische Symptome des Hochstapler-Syndroms: die absolute Gewissheit, in Wirklichkeit viel schlechter zu sein, als das eigene Image es glauben macht; die Angst, irgendwann garantiert als absoluter Nichtskönner enttarnt zu werden; das schlechte Gewissen, nie hart genug zu arbeiten und einfach nicht perfekt genug zu sein. Das Ganze gepaart mit der völligen Unfähigkeit, die eigene Hochleistung wahrzunehmen, dem Lob von Dritten Glauben zu schenken, Erfolge zu genießen und wenigstens mal für fünf Minuten locker und entspannt zu sein.

Unter Männern tritt dieses Syndrom so gut wie nie auf; sie erkranken höchstens an gockelhafter Selbstgefälligkeit, die allerdings nicht für die Betroffenen selbst, sondern nur für ihre Umgebung mit erhöhtem Leidensdruck verbunden ist. Unter Frauen ist das Hochstapler-Syndrom hingegen weit verbreitet. Deshalb rackern sie sich oft ohne Not permanent ab bis zum Umfallen, nur um sich selbst und der Welt zu beweisen, dass sie ihr Geld zu Recht verdienen.

Und es kommt noch schlimmer. Frauen mit Hochstapler-Syndrom stehen sich nämlich bei Gehalts- und Beförderungsverhandlungen grundsätzlich selbst im Weg: Wer nicht an die eigene Leistung glaubt, der scheut sich, für gute Arbeit auch gute Entlohnung einzufordern, im Bedarfsfall selbstbewusst um jeden Euro zu feilschen und energisch am eigenen Aufstieg zu arbeiten. Als Belohnung für so viel weibliche Bescheidenheit winkt Stress durch Verbitterung. Spätestens dann, wenn es solchen Frauen irgendwann dämmert, dass sie sich – Selbstzweifel hin oder her – deutlich unter Wert verkauft haben.

Bittere Pille, aber es lohnt sich, sie zu schlucken: Dass Männer oft zügiger befördert werden und flächendeckend mehr Geld für dieselbe Arbeit verdienen, liegt nicht etwa daran, dass sie besser sind als Frauen. Sondern daran, dass sie sich auf dem Spielfeld Arbeitsplatz schlicht selbstsicherer und damit überzeugender bewegen. Und zwar selbst dann, wenn sie es eigentlich, an ihrer Leistung gemessen, nie über die Reservebank hinausbringen dürften.

Sie haben den Verdacht, dass auch Sie möglicherweise am Hochstapler-Syndrom leiden? Das ist gut. Denn eine klare Diagnose ist die wichtigste Voraussetzung für eine erfolgreiche Therapie. Folgende Behandlungsmethoden haben sich bei längerer Anwendung als wirksam erwiesen:

- „Learning by watching“: Oft führt eine genaue Beobachtung der unverschämten Selbstsicherheit, mit der Ihre durchschnittlich begabten Kollegen durchschnittliche Arbeit abliefern, zu überraschenden Spontanheilungen. Merke: Die anderen kochen auch nur mit Wasser.

- Es ist alles eine Frage der Interpretation. Also könnten Sie das typische schlechte Gewissen, das sich immer einstellt, wenn Sie mal fünf Minuten durchatmen, als freundliche Ermahnung ansehen. Und zwar nicht zum verschärften Weiterarbeiten, sondern zum skrupellosen Genuss einer Pause, die Sie bestimmt dringend verdient haben.

- Falls Sie sich im stillen Kämmerlein immer wieder mit heftigen Zweifeln an der eigenen Qualifikation rumschlagen – packen Sie den Stier bei den Hörnern und bitten Sie gute Kolleginnen um eine kleine Einschätzung Ihrer Stärken und Schwächen. Das Ergebnis ist vor allem für ausgemachte Schwarzseherinnen unter den „Hochstaplerinnen“ in der Regel geradezu unglaublich. Unglaublich beruhigend.

Es gibt nichts Besseres gegen das Hochstapler-Syndrom als nette Abende unter Mädels. Irgendwann gestehen in solchen Runden nämlich auch die scheinbar selbstsichersten Businessfrauen heulend oder kichernd Selbstzweifel, die angesichts unübersehbarer Qualitäten und Erfolge dieser Damen ans Absurde grenzen. Da stellt sich schnell die heilsame Vermutung ein, dass frau mit ein bisschen mehr Selbstbewusstsein wahrscheinlich wesentlich weniger Stress am Bein hätte.

Das-schaff-ich-nie-Anfälle und wie sie sich in den Griff kriegen lassen

Diese plötzlichen Panik-Attacken angesichts neuer, unvorgesehener Aufgaben sind eng verwandt mit dem Hochstapler-Syndrom. Während das Gros der Männer eher zur Selbst*über*schätzung neigt, neigen die Mädels nun mal eindeutig zur Selbst*unter*schätzung, darüber sind sich die Karriereexperten einig. Und wer schon von Haus aus nicht so richtig an seine Fähigkeiten glaubt, bekommt es bei Situationen außerhalb des bekannten Terrains überdurchschnittlich oft mit heftigem Nervenflattern zu tun. Das ist nicht nur ein Gefühl der unangenehmsten Sorte, sondern es führt vor allem dazu, dass man sich nicht mehr konzentrieren kann, manövrierunfähig in einem Ozean aus Stresshormonen treibt und selbst die simpelsten Aufgaben nicht mehr auf die Reihe bekommt, siehe Seite 12. Von schwierigen Aufgaben oder womöglich einem Bewerbungsgespräch für eine neue Stelle mit ihren multiplen Unbekannten mal ganz zu schweigen.

Dieses Gefühlschaos ist ausgesprochen lästig und obendrein in neunzig Prozent der Fälle völlig überflüssig (wie sich bekanntlich leider erst im Rückblick rausstellt). Wenn das kein guter Grund ist, solchen Anfällen in Zukunft entschlossen entgegenzutreten. Die Psychotrick-Kiste hat auch in diesem Bereich einiges zu bieten:

- Sobald die Panik in die Knochen steigt, mit voller Kraft Gedächtnis aktivieren: „Ich hab doch schon ganz andere Sachen gestemmt, zum Beispiel ...“ Die Erinnerung an persönliche Glanzleistungen in schwierigen Situationen entlarvt den Angstreflex recht bald als überflüssig. Das Durchforsten des Gedächtnisses ist außerdem eine Konzentrationsübung, die wild durcheinander schießende Gedanken bändigt und so den Verstand wieder ans Laufen bringt.

- Auch wenn das jetzt ein bisschen nach Autosuggestions-Geschwafel klingt: Wer gegen aufsteigende Panik hartnäckig genug „Ich bin schließlich Profi!“ andenkt, kann damit Gedanken und Gefühle überraschend erfolgreich zur Ordnung rufen. Denn irgendwo ist da immer eine innere Stimme, die sagt: „Das stimmt! Du *bist* verdammt noch mal Profi! Also komm jetzt mal wieder auf den Teppich!“

- Lieber genau hinschauen, als sich schaudernd abwenden: In der Regel verlieren selbst große Herausforderungen viel von ihrem Schrecken, wenn man sie in Teilbereiche aufdröselt und überlegt, was wirklich schwierig sein könnte – und was alles einfach/machbar/lösbar/kalter Kaffee ist.

Wenn Sie sich vor einer Herausforderung drücken, anstatt sie anzunehmen, ärgern Sie sich hinterher garantiert über die verpasste Chance. (Vor allem, wenn ein anderer sie mit Kusshand annimmt und dann auch nicht mehr zustande bringt, als Sie das gekonnt hätten.) Obendrein traut sich, wer regelmäßig vor Unbekanntem zurückschreckt, am Ende immer weniger zu. Dann schon lieber Neues wagen, wo es sich bietet – allein der Stolz auf den eigenen Mut ist ein echter Kick fürs Selbstbewusstsein.

Was hinter den Wallungen steckt

Auf der letzten Seite ist es jetzt schon wieder aufgetaucht, dieses lästige Wort. Für das Thema „Selbstbewusstsein" sind doch eigentlich Frauenzeitschriften und einfühlsam geschriebene Selbsterfahrungsbücher zuständig – was hat es also in einem Ratgeber mit schnellen Anti-Stress-Rezepten zu suchen?

Okay, lange genug um den heißen Brei herumgeredet, nach einer Handvoll diskreter Andeutungen ist es jetzt Zeit für Klartext. Hier als kleine Gedächtnis-Auffrischung noch einmal eine Zusammenfassung der bisherigen Erkenntnisse: Eine Menge Stress stürzt von außen auf uns ein und macht uns das Leben schwer. Aber mindestens dieselbe Menge Stress ist selbstgemacht; mit dem machen wir uns selbst das Leben schwer. Und *genau dieser* Stress lässt sich – jetzt kommt's – ausgesprochen häufig auf Risse im Selbstbewusstein zurückführen. Wer das nicht glaubt, braucht sich nur mal kurz den ganzen Stress vorzustellen, der täglich durch unnötige Unsicherheiten, durch Perfektionismus aus Fehlerangst und durch hartnäckige Keiner-liebt-mich-Sorgen zusammenkommt.

Solche Risse im Selbstbewusstsein sind kein Weltuntergang; frau kann sich erfahrungsgemäß ganz gut mit ihnen arrangieren. Schließlich lassen sie sich tarnen, behelfsweise überbrücken, weiträumig umfahren – was die Anti-Stress-Trickkiste eben so hergibt. An den Rissen selbst ändern die Tricks allerdings wenig. Was dazu führt, dass überraschend viele Frauen nach außen stark und souverän auftreten – und gleichzeitig damit beschäftigt sind, mit großem Energieaufwand ständig an ihren geheimen Rissen herumzuflicken.

Typische Beispiele: Die Frau, die genau weiß, dass sie fachlich unschlagbar ist – und sich gleichzeitig zum Verstecken unattraktiv fühlt. Die Frau, die in Verhandlungen knallhart ist – und Panikanfälle kriegt, wenn sie vor Publikum reden soll. Die Frau, die im Business routiniert ihren Charme einsetzt – und sich gleichzeitig mit Selbstvorwürfen bombardiert, weil ihre letzte Beziehung in die Brüche gegangen ist. Die Frau, die einen schwierigen Job seit Jahren mit links erledigt – und vor Angst wie gelähmt ist, als sie auf einmal eine Aufgabe außerhalb ihrer Routine erledigen soll.

Risse im Selbstbewusstsein sind kein Weltuntergang, sondern der Normalfall. Gleichzeitig sind sie – je nach persönlicher Ausprägung und Tagesform – ziemlich beachtliche Stressmacher. Die lassen sich zwar tarnen oder lindern. Aber gemessen an der Zeit und der Energie, die das kostet, ist es unterm Strich sinnvoller, entschlossen etwas gegen die Risse selbst zu tun.

Kritik als Drama, Lob als Lebenselixier

Für all diejenigen, die noch eine weitere Folge aus der Serie „Stress & Selbstbewusstein" vertragen können, gibt es jetzt ein paar Gedankenanstöße für einen Bereich, der im Job wie auch im Leben eine zentrale Rolle spielt: der tägliche Umgang mit Lob und Kritik.

Auf die Gefahr hin, dass es langsam nervt: Auch hier sind die Männer mal wieder ziemlich anders. So steht für den Durchschnittskollegen außer Frage, dass er seine Erfolge einzig und allein seinem herausragenden Talent, seiner Leistungsfähigkeit und seiner bewundernswerten Cleverness zu verdanken hat. Insofern ist Lob für ihn schmückendes Beiwerk, schmeichelnde Huldigung – aber im Übrigen nichts Besonderes, weil völlig selbstverständlich. Frauen mit wackeligem Selbstbewusstsein hingegen können sich schon von Haus aus nicht so richtig vorstellen, dass ihre Erfolge tatsächlich auf ihre ureigene Leistung zurückgehen. Deshalb reden sie in Gesprächen über ihre Erfolge auffallend häufig davon, dass „viel Glück dabei" oder „der Zufall im Spiel" war. Sie schütteln Lob immer gleich ab, weil sie nicht daran glauben, es auch zu verdienen.

Aber gerade weil sie die eigenen Fähigkeiten ständig bezweifeln, sind sie viel stärker auf Anerkennung von außen angewiesen als ihre superselbstbewussten Kollegen, die auch ohne Lob haargenau wissen, dass sie immer alles richtig machen. Ergebnis: Frau sehnt sich im Job und übrigens auch im Privatleben nach Lob und Beifall, weil sie die Abwesenheit dieser Streicheleinheiten oft genug als Kritik empfindet („Du sagst ja gar nichts. Schmeckt es dir nicht?"). Aber *wenn* sie mit netten Worten bedacht wird, dann glaubt sie nicht dran. Ziemlich paradox, was?

Gehören Sie zu den Frauen, die „Du siehst heute aber gut aus!" reflexartig abwehren mit Kommentaren wie „Das bin nicht ich, das ist mein Make-up" oder „Kann gar nicht sein, ich hab' doch so zugenommen!"? Dann können Sie Ihr Privatleben und Ihren Job im Handumdrehen eine ganze Ecke stressfreier und angenehmer gestalten, indem Sie lernen, Lob endlich genauso ernst zu nehmen wie Kritik. Womit wir übrigens beim nächsten Thema wären.

Kritik ist Kritik ist Kritik ist Kritik

... nicht weniger, aber auch nicht mehr. Vor allem kein endgültiger Liebesentzug, keine niederschmetternde Niederlage und erst recht nicht das Ende. Männer wissen das. Klar tun auch sie sich bisweilen enorm schwer mit Kritik (besonders wenn sie von Lebensgefährtinnen, Mitarbeitern oder den eigenen Kindern kommt). Andererseits gehen sie im Berufsleben mit den lästigen Kommentaren ausgesprochen pragmatisch um. So schauen sie zuerst mal, von wem die mahnenden Worte überhaupt kommen – wenn's nicht gerade jemand ist, der karriereentscheidend sein könnte, stellen sie aufmerksam zuhörend ihre Ohren auf Durchzug.

Sollte die Kritik aus dem Munde eines Mr. Wichtig stammen, übt sich ein typischer Mann erst mal in Schadensbegrenzung, indem er geschickt einen Großteil der Verantwortung faulen Kollegen/unfähigen Mitarbeitern/der neuen Software/der Konjunktur/dem Wetter in die Schuhe schiebt. Und der Rest, der für ihn übrig bleibt, den nimmt er, übrigens genau wie Niederlagen, weitgehend sportlich: Er hat einen Punkt verloren, der Gegner ist im Vorteil – na und? Das Spiel geht weiter, und mit genügend Einsatz lässt sich fast jedes Blatt wieder wenden.

Männer-Pragmatismus zum Nachmachen: Bei Lob wie bei Kritik ist entscheidend, aus welcher Ecke sie kommen. Kritik von „Unwichtig“ ist unwichtig, und was wirklich zählt, ist Beifall von der richtigen Seite.

Gestresst zwischen Kritik und Selbstkritik

Das Gros der Männer stopft den Großteil der auflaufenden Kritik reflexartig in den neuronalen Mülleimer und widmet sich entspannt dem Tagesgeschäft. Frauen aber kriegen oft schon weiche Knie, wenn sich inmitten eines Lob-Konzerts eine einzige kritische Stimme meldet. Kritik empfinden sie oft genug als Niederlage, Scheitern, den Beweis völliger Unfähigkeit – und setzen sich damit stressbedingt tagelang weitgehend außer Gefecht.

Heftige Reaktionen auf Kritik sind natürlich auch auf die robusten Methoden zurückzuführen, mit denen sie gerne verabreicht wird („Sagen Sie mal, sind Sie so blöd oder tun Sie nur so???“). Doch das ändert nichts daran, dass ein stabiles Selbstbewusstsein die Voraussetzung dafür ist, mit Kritik vernünftig umzugehen. Will sagen: den gerechtfertigten Teil der Kritik – sofern vorhanden – ernst nehmen, den Rest entweder gelassen zu den Akten legen oder gelassen dazu Stellung nehmen.

Nun reagiert frau vielleicht auch deshalb so gereizt auf Kritik, weil sie sowieso schon den lieben langen Tag mit Selbstkritik beschäftigt ist. Die ist nicht nur die natürliche Folge mangelnder Selbstsicherheit, sondern wird obendrein von Ratgebern aller Art (auch diesem hier) wärmstens empfohlen: Schauen Sie sich Ihren eigenen Anteil an der Verantwortung an, arbeiten Sie an Ihren Schwächen uswuswusw. Und das ist ja auch alles sinnvoll und richtig. Aber nur in Maßen. Wer einen bedenklich großen Teil seiner Zeit auf der inneren Anklagebank verbringt und sich bis zur Erschöpfung gegen Kritik und Selbstkritik verteidigt, der sollte nach Wegen suchen, aus dieser Riesenstressmaschine auszusteigen.

Der große Lehrmeister der Männerwelt – und was Frauen von ihm lernen können

Um erfolgreich gegen das ganze Sammelsurium an Gefühlsstress anzugehen, braucht frau weder fünf Regalmeter Lebenshilfe-Literatur noch ein Dauerabo beim Therapeuten. Es reicht, gelegentlich den Fernseher einzuschalten – und konzentriert ein Fußballspiel anzuschauen. Jawohl. Denn sobald ein möglicherweise heftig aufwallender Widerwille erst mal überwunden ist (zugegebenermaßen für Fußballhasserinnen eine ziemlich schwierige Übung) und einem Minimum an Aufmerksamkeit Platz macht, gibt es unglaublich viele interessante Dinge zu beobachten:

- **Die Mannschaft.** Privat sind zwar längst nicht alle Spieler dicke Freunde. Aber auf dem Spielfeld reißen sie sich erkennbar zusammen, denn da geht es nicht um nett und blöd, sondern beinhart nur um professionelle Team-Disziplin.

- **Die gegnerische Mannschaft.** Während des Spiels beharkt man sich volle Kraft voraus und womöglich bis zur roten Karte – und findet nach dem Abpfiff trotzdem ein paar nette Worte oder geht sogar noch zusammen einen trinken.

- **Die Zuschauer.** Anzuschauen, wie ein Spieler unter den Pfiffen Tausender gegnerischer Fans zum Elf-Meter antritt, ist ein Crash-Kurs für alle, die Angst vor Auftritten in der Öffentlichkeit haben. Merke: So heftig kommt's bei keinem Vortrag der Welt.

- **Die erste Viertelstunde.** Da sind sie oft alle nervös und spielen wie die letzten Menschen. Aber anstatt sich kampflos dem „Das wird heute bestimmt nix mehr" zu ergeben und – mind makes reality – tatsächlich immer schlechter zu werden, spielen sie einfach weiter. Und werden oft genug immer besser; denn irgendwann ist die Nervosität einfach überwunden.

- **Das Tor.** Heftiger Beifall für den Schützen. Aber von Lob, Lohn oder gar Erholungspause als Dank für diese großartige Einzelleistung keine Spur, stattdessen ist Weiterkämpfen angesagt. Das Spiel ist schließlich noch nicht zu Ende; in der nächsten Minute fällt vielleicht schon das Gegentor, und der gewonnene Vorsprung ist futsch.

- **Das Foul.** Obwohl es offiziell als fies gilt und bestraft wird, macht es munter jeder mit jedem. Trotz aller Theatralik für den Schiri hat sich mit dieser Tatsache längst jeder arrangiert; deshalb fordert auch niemand während des gesamten Spiels empört Fair Play.

- **Das Eigentor.** Klarer Fall von heftiger Niederlage. Dennoch käme kein Spieler auf die Idee, schluchzend vom Platz zu laufen und sich die nächsten Tage unter der heimischen Bettdecke mit endlosen Selbstvorwürfen zu quälen. Das Spiel ist schließlich (meistens) noch nicht verloren, also gibt es noch reichlich Chancen, die Scharte wieder auszuwetzen. Was zählt, ist der Endstand, und bis dahin lohnt sich voller Einsatz.

Kleines provokantes Denkmodell: Möglicherweise marschieren Männer auch deshalb eine ganze Ecke stressfreier durchs Geschäftsleben, weil sie schon als Jungs auf dem Fußplatz lernen, worauf es ankommt: strategische Allianzen, strategische Kriegsführung – und pralle Siegessicherheit bis zum Beweis des Gegenteils.

8. Der Chef stresst!

So, hier ist jetzt endlich Schluss. Schluss mit der selbstkritischen Suche nach kleinen Stress fördernden Schwächen. Denn was den Stressfaktor „Chef“ betrifft, so lässt sich die Gewissensfrage „Liegt's an mir – oder liegt's an ihm?“ häufig mit einem munteren „Es liegt an ihm!“ beantworten.

Zur Beweisführung müssen genervte Mitarbeiter noch nicht mal dicke Anekdotensammlungen über die denkwürdigsten Ein- und Ausfälle ihrer Katastrophenchefs aufklappen. Es reicht ein Blick auf Studien und Statistiken: Unternehmensberatungen weisen mehr oder weniger diplomatisch darauf hin, dass es dem Gros der Vorgesetzten an fast allem fehlt, was eine gute Führungskraft ausmacht, von Führungsvermögen über Delegationsbereitschaft bis Motivationsfähigkeit. Erste psychologische Untersuchungen befassen sich mit den Ähnlichkeiten zwischen Topmanagern und Psychopathen. Und Personalexperten warnen davor, „Spitzenkräfte“ hauptsächlich als Belohnung für besondere Verdienste oder aufgrund rein fachlicher Fähigkeiten zu Chefs zu küren. Solche kleinen Könige sehen ihre Beförderung dann nämlich oft genug als Beweis ihrer natürlichen Zugehörigkeit zur Leistungselite und erweisen sich schon aufgrund der daraus sprießenden Arroganz als spektakuläre Nieten im Bereich Personalführung.

Last, not least sind rund siebzig Prozent der deutschen Chefs männlichen Geschlechts, und Männer sind bekanntlich nur selten begnadete Kommunikationstalente. Nicht nur Gesprächsversuche mit Vorgesetzten, sondern auch Diskussionen mit dem Liebsten daheim bestätigen mit schöner Regelmäßigkeit, dass die Jungs es mit dem Reden, Zuhören und Ausredenlassen nicht so haben – was sie schon von Haus aus eher weniger für die Vorgesetztenrolle qualifiziert.

Unter diesen Umständen davon auszugehen, dass Vorgesetzte aufgrund ihrer Führungsmission quasi automatisch fähig, klug, aufmerksam und gerecht sind, ist ungefähr so realistisch wie die Annahme, dass sie sich allesamt in Säuglingspflege auskennen und leidenschaftliche *Brigitte*-Leser sind.

Besondere Chefs erfordern besondere Behandlung – stellen Sie daher bitte vor dem Weiterlesen den Chefstress-Faktor Ihres Vorgesetzten fest und entscheiden Sie, in welche Kategorie er gehört. Kategorie A: Keine Frage, ein Klassetyp. Kategorie B: Gewöhnungsbedürftig, hat aber auch seine guten Seiten. Kategorie C: Unerträglich bis kurz vorm Fluchtreflex, direkt aus der Abteilung Cotz & Brocken.

Kategorie A: Der Klassechef

Glückwunsch! Auf so ein Exemplar zu treffen, ist fast so selten wie ein Sechser im Lotto. Es liegt allerdings in der Natur des Menschen, glückliche Umstände von spülbegeisterten Lebensgefährten über hilfsbereite Nachbarn bis hin zu netten Chefs als „nix Besonderes“ und völlig selbstverständlich anzusehen, bloß weil sie tagein, tagaus zum Lebensstandard gehören. Deshalb sei an dieser Stelle fürsorglich gemahnt: Selbstverständlich ist ziemlich wenig im Leben, und wer Ihnen viele gute Momente spendiert, der hat verdient, dass Sie sich Ihrerseits nicht lumpen lassen und obendrein grundsätzlich Freundlichkeit, Einsatzbereitschaft und Aufmerksamkeit im Tagesangebot führen. Auch wenn das gelegentlich mit Arbeit verbunden ist.

Was den Stress im Job betrifft, so bringt ein Klassechef obendrein ein paar Zusatzverpflichtungen mit sich:

- Gute Chefs haben den Nachteil, dass man ihnen nur selten die mutwillige Verbreitung von Stress in die Schuhe schieben kann. Was bedeutet, dass Sie die bisherigen Kapitel möglicherweise noch mal selbstkritisch durcharbeiten sollten, auf der Suche nach Ihrem Eigenanteil am Arbeitsstress.

- Gute Chefs verpflichten. Sie verpflichten dazu, sich einschlägige Schwächen von Organisationsdefiziten bis Fortbildungsfaulheit nicht nur einzugestehen, sondern auch energisch was dagegen zu tun. Damit Ihr guter Chef sich nicht eines Tages eine bessere Mitarbeiterin sucht.

Auch Klassechefs bauen gelegentlich mal Mist. Aber sie haben es verdient, dass ihre Mitarbeiter sie in solchen Situation so weit wie möglich decken, Diskretion an den Tag legen und ihnen bereitwillig beim Ausbügeln helfen, anstatt tatenlos, schadenfroh und lästerfreudig zuzusehen, wie der Chef im Stress versinkt.

Kategorie B: Der Katastrophenchef mit den guten Seiten

Während die Kategorie A auf der Liste der bedrohten Arten steht, stellen die Kategorien B und C in heimischen Fluren das Gros der Chef-Population. Etwa zu gleichen Teilen tummeln sie sich in den Vorgesetztenbüros, profitieren erkennbar von der konjunkturbedingten Ausweitung ihres natürlichen Lebensraums und zeichnen sich durch zahlreichen Nachwuchs aus.

Unter diesen Umständen ist es für den Durchschnittsmitarbeiter kaum vermeidbar, auch längere Berufslebens-Abschnitte mit Vorgesetzten dieser beiden Spezies verbringen zu müssen. Daher gilt für alle, die ihren Chef in die Kategorie B einordnen: Freuen Sie sich, es könnte schlimmer sein. Sie gehören immerhin zu den Mitarbeitern, die ihren Vorgesetzten noch ein paar positive Seiten abgewinnen können. Und das ist auch gut so, denn es schützt Sie vor dem GAU unter den Stressfaktoren – der ohnmächtigen Verzweiflung darüber, Tag für Tag einem waschechten Kotzbrocken ausgeliefert zu sein.

Für alle, die ihrem Vorgesetzten immer noch ein Stück weit Sympathie entgegenbringen (und sei es nur, weil er gute Witze erzählt oder einen Hund aus dem Tierheim adoptiert hat) folgen daher nun Tipps, wie man die gewöhnungsbedürftigen Seiten der B-Modelle mit buddhistischer Gelassenheit wegstecken kann, anstatt sich zwar berechtigt, aber stressreich darüber aufzuregen.

„Ruhig Blut“ im Umgang mit Katastrophenchefs ist übrigens nicht nur gut für die Nerven, sondern auch gut fürs Image: Ein gewisses Maß an Toleranz und Dickfelligkeit gegenüber solchen in der Regel einschlägig berüchtigten Vorgesetzten beweist Kollegen, Kunden und Geschäftspartnern Ihre Professionalität im Umgang mit den Widrigkeiten des Berufslebens. Schließlich wissen all diese Leute aus eigener Erfahrung nur zu gut, was sie von Ihrem Chef zu halten haben.

Ärger und Frust als Reaktion auf Chefstress sind, nüchtern betrachtet, reine Energieverschwendung. Denn auch wenn Sie innerlich noch so sehr kochen, wird sich Ihr Chef dadurch kein bisschen bessern (oft genug merkt er noch nicht mal, was los ist). Dann schon lieber diese ganze Energie in das Üben von ein paar Anti-Stress-Techniken stecken. Oder aber in einen Voodoo-Crashkurs.

Überlebenstraining für den Umgang mit B-Bossen

Halthalthalt, bitte jetzt keine übertriebenen Erwartungen: Für das Überleben im Minenfeld der Macken von Kategorie-B-Chefs gibt es keine simplen Tricks und keine schnellen Lösungen. Geduld und regelmäßiges Üben der in diesem Kapitel vorgestellten Strategien sind angesagt; immerhin winkt Belohnung in Gestalt eines erkennbar stressärmeren Arbeitslebens, gepaart mit dem ungetrübten Genuss der guten Seiten der B-Boys. Womit wir schon mitten in der ersten Trainingseinheit wären.

Jedem seine Schwächen

Auch – oder besser gesagt: vor allem – nach Jahren der Zusammenarbeit mit einem B-Chef lohnt sich die Suche nach seinen Qualitäten. Oft stellt sich dabei heraus, dass man gar nicht lange suchen muss, sondern die guten Seiten durchaus kennt. Aber inzwischen für selbstverständlich hält, dass dieser Chef-Typ Mittagspausen nicht mit der Stoppuhr misst, beide Augen zudrückt, wenn Mütter ein krankes Kind versorgen müssen, und ganz allgemein nicht nur chaotisch-überheblich ist, sondern im Krisenfall überraschend verständnisvoll sein kann.

Für B-Bosse gilt: Ihre netten Eigenschaften machen ihre schlechten leichter erträglich. Für Sie gilt das übrigens auch. Deshalb können ein paar selbstkritische Erkenntnisse zum Thema „Stärken und Schwächen" eine Menge Stresspotenzial aus Ihrer Beziehung zum Chef nehmen.

Schlechte-Laune-Abwehrprogramm

Inzwischen weiß man nicht nur, dass Laune ansteckend ist. Sondern auch, dass die Ansteckung in Hierarchien von oben nach unten verläuft. Will sagen: Wenn Ihr Chef morgens mit einer Stinklaune reinkommt, ist die Gefahr ziemlich groß, dass er schon vor dem ersten Kaffee seine gesamte Untergebenenschar damit infiziert hat. Das treibt den allgemeinen Stresspegel in die Höhe und die allgemeine Leistung nach unten.

Vor dieser typischen Bürokrankheit können Sie sich allerdings schützen: Wenn Sie sich nur stoisch genug vor Augen halten, dass Ihr B-Modell, was seine Laune betrifft, für Ihre Stimmung so gefährlich ist wie eine Schnupfenbazille für Ihre Nase, gehen Sie fast automatisch auf Sicherheitsabstand. Sie „ziehen sich den Schuh nicht an“ und bewahren damit Ihre eigene Laune vor dem plötzlichen Absturz. So können Sie übrigens auch das typisch weibliche Rätselraten vermeiden, das oft genug in schillernde Selbstzweifel mündet: „Was hat er nur? Warum grüßt er mich nicht? Was hab' ich denn jetzt schon wieder falsch gemacht?“

Profis auf dem Gebiet der Schlechte-Laune-Abwehr verwenden zusätzlich die Umarmungstechnik: Je unfreundlicher ihr Chef zu ihnen ist, desto liebenswürdiger sind sie zu ihm. Irgendwann geht ihm garantiert ein Licht auf, und er merkt, dass er sich einer so unerschütterlich liebreizenden Mitarbeiterin gegenüber *endlich* mal ein bisschen zusammenreißen sollte.

Kleine Könige und wie man sie besser erträgt

Zu den typischen Unarten von B-Chefs gehört es, sich mit den Leistungen und Ideen ihrer Mitarbeiter zu brüsten. So viel Unverfrorenheit treibt den Adrenalinpegel gerne nachhaltig auf Spitzenstände. Was aber dummerweise nicht der Gerechtigkeit auf die Sprünge hilft, sondern nur die Wahrscheinlichkeit eines Magengeschwürs vergrößert. Da ist es bedeutend gesünder, sich strategische Großzügigkeit zuzulegen. Die hat nämlich ein paar Vorteile:

- Sie kultivieren Einfluss und Ansehen bei Ihrem B-Boss, wenn Sie aus der Not eine Tugend machen und ihm ganz bewusst gelegentlich Beifall gönnen, der eigentlich *Ihrer* Arbeit gebührte.

- Sie vermeiden stressige Schaukämpfe (die man als Mitarbeiter sowieso letztlich verliert), wenn Sie es sich grundsätzlich verkneifen, Ihrem Katastrophenchef zu demonstrieren, dass Sie bestimmte Dinge besser können als er.

Sie schonen Ihre Energiereserven und legen gleichzeitig ein lobenswertes Verständnis für „Sachzwänge" an den Tag, wenn Sie Ihre Meinungen, Ideen, Vorschläge engagiert verteidigen – aber nach dem Motto „Sie haben Recht und ich habe meine Ruhe" illusionslos zu den Akten legen, sobald klar wird, dass Sie dafür von oben anstatt Lob nur Ärger ernten.

Fortbildung durch die Mitarbeiter

Kaum ein Katastrophenchef der B-Klasse ist wirklich bösartig; die meisten haben ihren Führungsjob nur nie richtig gelernt. Und sie werden ihn auch nie richtig lernen, weil sie schließlich Wichtigeres zu tun haben. Trotzdem wird ihnen in wachen Momenten das eine oder andere persönliche Defizit bewusst: Sie geben sich reumütig ob ihrer Unbeherrschtheit, lassen sich nicht selten sogar schuldbewusst auf ein „offenes Gespräch" mit ihren geplagten Mitarbeitern ein. Das ist Ihre Chance! Es lohnt sich, geduldig eine Situation abzuwarten, in der Ihr B-Chef Ihnen ein persönliches Gespräch unmöglich abschlagen kann. In dieser „Viertelstunde der Wahrheit" (mehr Zeit werden Sie kaum bekommen) können Sie durch gute Vorbereitung und herausragende Diplomatie erstaunlich viel erreichen. Jedenfalls wenn Sie ein paar Regeln beachten:

- *Ein* Thema auswählen; am besten eines, das nicht nur Ihnen, sondern auch Ihren Kollegen am Herzen liegt/ein Dorn im Auge ist.

- „Fasse Dich kurz!" als oberste Leitlinie, denn wenn der Chef einmal anfängt, Zeichen von Ungeduld zu zeigen, ist es zu spät.

- Gespräch sorgfältig vorbereiten, sachliche Darstellung vorher üben. Faustregel: keine Vorwürfe („Sie geben uns nie irgendwelche Hintergrundinfos!"), sondern Vorschläge („Ich könnte das Projekt schneller bearbeiten, wenn ich mehr Informationen darüber bekäme").

- Falls er es nicht lassen kann und zwischendurch telefoniert und die Post durchsieht: Bloß nicht entmutigen lassen, freundlich lächelnd („Ich sehe, Sie haben gerade einfach zu viel zu tun") neuen Termin erbitten.

Wenn Sie mit Ihrem Chef-Feedback allen diplomatischen Kniffen zum Trotz nicht die gewünschte Wirkung erzielen, ist möglicherweise Teamarbeit das Gebot der Stunde. Vielleicht fällt der Groschen ja, wenn auch der eine oder andere Kollege in unauffälligem Abstand ein Vier-Augen-Gespräch zu einem ähnlichem Thema erbittet.

B-Bosse mit bodenlosen Ansprüchen – und wie man sie ausbremst

Klar gehören Überstunden heute zum guten Ton, aber irgendwann ist endgültig Feierabend. Falls Sie hartnäckig das Gefühl haben, dass für Ihren Job inzwischen mindestens anderthalb Leute erforderlich wären, ist ein klärendes Grundsatzgespräch mit Ihrem B-Modell angesagt. Gerade die ewig hektischen, überanspruchsvollen Vorgesetzten versuchen gerne, solche lästigen Themen zwischen Tür und Angel abzuhandeln. Das können Sie jedoch geschickt vermeiden, indem Sie in einer bekanntermaßen ruhigen Phase der Woche/des Monats einen Zwanzig-Minuten-Termin erbitten. Befolgen Sie die bereits auf Seite 117 genannten Regeln und ergreifen Sie darüber hinaus die folgenden Vorbereitungsmaßnahmen:

- Hieb- und stichfeste Argumentation: Fangen Sie ein halbes Jahr vor dem geplanten Gespräch an, Logbuch zu führen und Arbeitsbereiche/Arbeitsvolumen genau zu dokumentieren. Nur für den Fall, dass Ihr Chef gar nicht so recht weiß, was Sie eigentlich leisten. Oder für den Fall, dass er sich durch ein paar schnodderige Verharmlosungen („Sie sind doch nicht aus Zucker!“) rauswinden will.

- Flexible Zielgerade: Versteifen Sie sich nicht auf ein Idealziel („Es muss dringend jemand eingestellt werden!“), sondern überlegen Sie sich eine Reihe unterschiedlich weit gehender Kompromisslösungen (feste Aushilfe/Ausgliederung eines Arbeitsbereichs an Kollegen/bei gleichbleibenden Arbeitsmengen in Zukunft mehr Geld oder Urlaub).

Sie wissen, dass Sie eine wichtige Angelegenheit unmöglich rechtzeitig erledigen können? Dann ist es das Klügste, Ihren Chef so früh wie möglich darüber zu informieren. So können Sie ihn nämlich elegant in Rettungsmaßnahmen einbinden; schließlich verteilt *er* die Arbeit und die Gelder für Aushilfen. Falls Sie hingegen erst fünf vor zwölf mit der Sprache herausrücken, macht ein B-Boss bestimmt Stress. Und in diesem Fall ausnahmsweise zu Recht.

Heute schon gerätselt?

Als ob die schieren Arbeitsmengen als Stressmacher nicht schon ausreichten – obendrein vergessen die meisten Chefs der B-Klasse gerne, wichtige Hintergrundinformationen zu verlautbaren, und machen ihren Mitarbeitern dadurch die Arbeit noch ein bisschen schwerer. Wenn sie nicht von vornherein aus machtpolitischen Gründen „Management by Champignon" betreiben: Alles im Dunkeln halten, regelmäßig mit Mist bestreuen. Wenn sich Köpfe zeigen: abschneiden.

Ob nun aus Vergesslichkeit, Unfähigkeit oder Absicht: Eine unüberschaubare Menge an Pannen und Problemen im Job ist nachweislich darauf zurückzuführen, dass die Chefs ihren Mitarbeitern nicht genau genug erklären, was sie wie warum und bis wann tun sollen. Dieser Stressfalle können Sie entgehen, indem Sie freundlich, aber unerbittlich die folgenden Taktiken anwenden:

- Auf jede (!) sprachliche Unklarheit mit sofortiger Nachfrage reagieren: „Was ist für Sie ‚bald'?", „Was genau meinen Sie mit ‚Da müsste noch was dran getan werden'?" „Wen meinen Sie, wenn Sie sagen ‚Wir müssten uns mal wieder um den Maier kümmern?'"

- Mit hektischen Chefs in einem ruhigen Moment Vereinbarung treffen: „Immer wenn ich das Gefühl habe, dass mir für die Erledigung einer Aufgabe ein paar entscheidende Infos von Ihnen fehlen, nehmen Sie sich die Zeit, mir drei Fragen zu beantworten."

- Maulfaule oder Herrschaftswissen hortende B-Boys zusammen mit den Kollegen zu regelmäßigen Teambesprechungen „animieren" – und da systematisch ausfragen.

Je mehr Hintergrundwissen, desto weniger Stress. Es grenzt an Fahrlässigkeit, in Sachen Info allein auf ein B-Modell zu vertrauen. Deshalb sollten Sie regelmäßig alle verfügbaren Informationsquellen durchgehen, von Fachpublikationen über Chef-Korrespondenz bis hin zu Unterlagen, die Sie eigentlich gar nicht lesen, sondern nur ablegen sollen. Das alles macht zwar Arbeit, aber die ist wesentlich leichter erträglich als Stress durch Informationsmängel.

Nicht ohne meine Ohrenstöpsel: Chefnörgeln besser ertragen

Da rackert frau sich nach Kräften ab, macht trotz geradezu absurder Informationsmängel noch das Unmögliche möglich – und erntet am Ende nicht etwa Lob und Dankbarkeit, sondern erbsenzählerische Nörgelei. Ein herzliches „Machen Sie Ihren Sch... doch in Zukunft allein" liegt da sehr nahe, wird aber in der Regel unterdrückt, mit fatalen Folgen für den Stresspegel. Die Magenverkrampfungen, zu denen es im Gefolge runtergeschluckter Wut kommt, können und sollten Sie allerdings vermeiden. Und zwar, indem Sie nicht stumm schlucken, sondern Ihrem B-Boss *sofort* ein paar lässige Rückfragen stellen:

- **Die Kombifrage.** Es handelt sich um eine bewährte Mischung aus demonstrativem Lerneifer („Worauf sollte ich denn beim nächsten Mal Ihrer Meinung nach besonders achten?") und diskretem Lobköder („Wo sehen Sie meine Stärken bei dieser Arbeit?").

- **Die Prozentfrage.** Diese Technik ist obendrein pädagogisch wertvoll. Denn wenn Sie freundlich fragen: „Wie viel Prozent meiner Arbeit an diesem Projekt meinen Sie eigentlich genau mit Ihrer Kritik? Wie viel Prozent der Arbeit finden Sie soweit gut?", stellt selbst der größte Erbsenzähler irgendwann fest, dass er sich in Zukunft etwas differenzierter und vor allem positiver ausdrücken sollte.

Oft noch stressiger als schlechtes Feedback vom Chef ist gar kein Feedback, weil das große Schweigen vor allem bei Frauen gerne Selbstzweifel weckt. Falls Ihr B-Modell sich grundsätzlich über die Qualität Ihrer Arbeit ausschweigt, fragen Sie lieber gleich regelmäßig nach: „Ist das so okay für Sie? Was halten Sie davon?“

B-Modelle der besonderen Art: Die Mikro-Manager

Ein Unglück kommt selten allein: Oft genug sind die chronischen Nörgler und Krisen-Choleriker unter den Chefs gleichzeitig ausgemachte Kontrollfreaks. Sie können schon aus Prinzip alles besser, haben obendrein eine perfektionistische Ader und pfuschen ihren Mitarbeitern daher pausenlos ins Handwerk. Falls Sie mit so einem Exemplar auskommen wollen – wir bewegen uns schließlich immer noch in der B-Klasse – , helfen (außer Valium) nur etwas komplexere Manöver.

- **Reinpfusch-Abwehr.** Ihr B-Boy mischt sich ständig ein, findet aber keine Fehler, sondern bringt welche rein und macht hinterher *Sie* dafür verantwortlich? Auch diese Eigenart ist erstaunlich weit verbreitet – doch Sie können sich dagegen wappnen: Halten Sie die Situation inklusive Anweisungen und Chef-Eingriffe kurz per Aktennotiz oder E-Mail fest, schlauerweise nicht vorwurfsvoll, sondern in Form nüchterner Protokolle und Auftragsbestätigungen. Diese Mehrarbeit trägt spätestens dann Früchte, wenn Sie spätere Schuldzuweisungen von oben unter Verweis auf die Aktenlage freundlich lächelnd abschmettern können.

- **Strategische Offensive.** B-Modelle mit einem Hang zur Gängelei sind nicht nur durch ihre ständige Einmischung ein Ärgernis, sondern auch, weil sie gute Mitarbeiter konsequent unterfordern. Unterforderung ist jedoch ein genauso großer Stressfaktor wie Überforderung: Erzwungene Untätigkeit ist nämlich keineswegs ein Freibrief für Faulheit im Job, sondern eher ein Krankmacher, schlicht weil das Gehirn auf Dauer Langeweile nicht ertragen kann. Die Folge: *Bore-Out* anstatt *Burn-Out*. Falls Sie sich vor dieser Gefahr schützen wollen, schauen Sie sich das Aufgabengebiet Ihres Chefs genauer an, es sind mit Sicherheit Arbeiten dabei, die er nicht mag. In genau diesen Bereichen können Sie sich, den nötigen Ehrgeiz und ausreichend Diplomatie vorausgesetzt, eine echte Herausforderung suchen: Ihr Vorgesetzter wird mit Wohlwollen zur Kenntnis nehmen, dass Sie ihn in diesem unangenehmen Bereich entlasten wollen. Und sofern Sie sich halbwegs bewähren, wird er Sie in Zukunft gewähren lassen und seinen Kontrollzwang anderswo austoben.

Es ist einerseits nervtötend, wenn Mikromanager sogar bei erfahrenen Mitarbeitern jeden kleinsten Arbeitsschritt kontrollieren. Andererseits erspart es Ihnen die Suche nach letzten Fehlern, denn die wird garantiert Ihr Chef finden. Und da er selbst perfekte Leistungen kaum mit Lob bedenken wird, gönnen Sie ihm ruhig sein Überlegenheitsgefühl – und erfreuen Sie sich an seiner Mehrarbeit, die *Ihnen* eine Menge Zeit spart.

Der Chef tobt oder: Wie aus einem Problem ein Totalschaden wird

Wenn es einen zentralen Stressbereich in den Beziehungen zwischen Chefs und Mitarbeitern gibt, dann sind es wahrscheinlich Formen und Folgen von Kritik. Schließlich beherrscht kaum ein Vorgesetzter diese Kunst; statt lehrbuchgerecht behutsam, sachlich und konstruktiv zu Werke zu gehen, veranstaltet er erfahrungsgemäß lieber ein Spektakel irgendwo zwischen Schauprozess und Gemetzel. Erschwerend kommt hinzu, dass kaum einer von den B-Bossen einsieht, warum er sich mit dem Meckern überhaupt so viel Mühe geben sollte; als Chef wird man ja wohl noch seine Meinung sagen dürfen. Und so kommt es, dass chefmäßiges Rumbrüllen, Verspotten, Bloßstellen und was sonst noch so zum Thema „Kritik am Mitarbeiter" im Angebot ist, langfristig nachweislich zu den Hauptauslösern für innere Kündigung, Rache und Sabotage am Arbeitsplatz gehört.

Falls Sie es so weit nicht kommen lassen wollen, weil Sie unterm Strich immer noch ein paar gute Seiten an Ihrem Chef schätzen, können Sie tapfer üben, bei „Streitgesprächen" mit ihm Ihren Ausstoß toxischer Stressgefühle zu verringern. Die folgenden Techniken kosten zwar viel

Kraft, aber wenn Ihr B-Modell Ihnen die wert ist, lohnt es sich, sie eisern zu trainieren:

- **Keine Widerworte.** Das ist zwar sehr schwer und bei ungerechtfertigter Kritik auch eigentlich überhaupt nicht einzusehen. Aber Tatsache ist: Gegen Kritik vom B-Boss spontan aufzubegehren, ist der sicherste Weg, sie in einen handfesten Streit ausarten zu lassen, der die nächsten Tage (und Nächte) zum Stressdesaster werden lässt. Diplomatische Rettungsformel zur Verhinderung dieser und ähnlicher Katastrophen: „Ich nehme diese Kritik sehr ernst und würde gerne eine Nacht darüber schlafen, ehe ich dazu Stellung nehme. Können wir vielleicht morgen oder übermorgen noch mal kurz darüber sprechen?“

- **Falls Sie sich gerade nicht stark genug fühlen:** Bloß keine Tränen – die werden Sie sich und Ihrem Chef nie verzeihen. Um nasse Augen vor Publikum zu vermeiden, ist jede Ausrede erlaubt, die den sofortigen Rückzug ermöglicht: dringender VIP-Anruf auf Handy, Hustenanfall, Problem mit den Kontaktlinsen oder einfach ein freundliches „Bitte entschuldigen Sie kurz. Ich komme gleich wieder“, bevor die Stimme kippt.

- **Falls Sie sich stark genug fühlen:** Ohren auf Durchzug stellen, von eins bis hundert zählen, Punkt unterhalb seiner Gürtelschnalle fixieren. Je ruhiger Sie bleiben, desto eher kommt er wieder auf den Teppich. Wenn er da angekommen ist, wird er sich (insgeheim natürlich) ein bisschen für seinen Auftritt schämen und einige beruhigende Stunden später Ihrer Stellungnahme aufmerksamer lauschen als im Eifer des Gefechts.

- **Falls Sie sich ziemlich stark fühlen:** Chef erst ein bisschen toben lassen, aufmerksam zuhören; an geeigneter Stelle Verständnis mimen („Ich kann Ihren Ärger völlig nachvollziehen ...“) und in einem Atemzug Vorstoß in Richtung konstruktives Gespräch machen. Besonders mutig: „... aber in der Sache bringt Ihr Ärger uns momentan nicht weiter“, kombiniert mit: „Was erwarten Sie jetzt von mir?“ oder: „Ich würde ganz gern Ihre Kritik einen Augenblick hinten anstellen und überlegen, wie ich die Sache möglichst gut wieder in Ordnung bringen kann. Wie viel Zeit geben Sie mir?“

Falls Sie sich gerade echt stark fühlen, können Sie durchaus beherzt Kontra geben. Aber nur, wenn Sie Sätze wie „Ich komme mit Ihrem Tonfall überhaupt nicht klar; deshalb gehe ich jetzt, damit wir später noch mal ruhiger über alles reden können" freundlich lächelnd aussprechen können. Anstatt – befreiend aber strategisch falsch – endlich mal zurückzubrüllen.

Grenzen ziehen!

Mit B-Modellen ist es wie mit Kindern und Beziehungspartnern: Sie versuchen einfach mal, wie weit sie wohl gehen können, bis sie auf Widerstand stoßen. Ergebnis: Je später frau „Jetzt reicht's" sagt, desto mehr muss sie ertragen. So gesehen ist die Neigung vieler Frauen, Frust ewig lange in sich hineinzufressen, geradezu fatal. Zumal die unterdrückten Gefühle dann meist anlässlich eines eher unbedeutenden Zwischenfalls in einen unerklärlich heftigen Wutanfall münden. Der bietet kleinen und großen Provokateuren eine willkommene Gelegenheit, ihrem Opfer den schwarzen Peter zuzuschieben. Warum muss die Frau auch so überempfindlich sein.

Wenn Sie dieses Spielchen erst mal so richtig durchschaut haben, sind Sie auf dem richtigen Weg. Und bestimmt motiviert genug, alle möglichen einschlägigen Lebenslagen in eine Trainingseinheit in Sachen Grenzziehung zu verwandeln. Das will nämlich gelernt sein. Die große Kunst dabei ist es,

- die eigenen Grenzen überhaupt erst mal zu bemerken und vor sich selbst zuzugeben, anstatt sich – typisch Frau – vor lauter Harmoniesucht grenzenlos auf den Nerven rumtrampeln zu lassen, siehe Kapitel 7.

- die eigenen Grenzen für jedermann verständlich abzustecken – und zwar möglichst, solange das noch freundlich und vorwurfsfrei machbar ist.

B-Modelle lernen langsam und obendrein überaus unwillig, sofern es sich um Untergebenen-Anliegen handelt. Also geben Sie nicht gleich auf, wenn Ihr Chef sich nicht an die Grenzen hält, die Sie ihm gezogen haben. Sondern legen Sie freundlich aber unerbittlich nach und erinnern ihn in kurzen Vier-Augen-Gesprächen an *Ihre* Limits und *seine* Einsichten, Zugeständnisse und Versprechungen zum Thema.

Kategorie C: Der Chef aus der Abteilung Cotz & Brocken

Bei manchen Chefs der C-Klasse steht schnell fest, dass sie vermutlich direkt in diese Kategorie hineingeboren wurden. Andere wiederum werden von chronisch frustrierten Mitarbeitern irgendwann umetikettiert. Im Lichte langjähriger Erfahrungen stufen die gelegentlich A-Modelle herab zu B-Modellen. Weitaus häufiger kommt jedoch vor, dass Chef-Typen, die es von vornherein nicht über Kategorie B hinaus gebracht haben, früher oder später bei ihren von Haus aus unerträglichen Kollegen in Kategorie C landen.

Auch wenn diese Erkenntnis vor lauter (echten und vermeintlichen) Sachzwängen oft genug in Vergessenheit gerät, gilt für C-Modelle ganz klar: Nichts und niemand ist es wert, dass Sie sich mit einem für Sie schlichtweg unerträglichen Vorgesetzten über Ihre persönliche Schmerzgrenze hinaus arrangieren. Falls Ihr Chef Ihnen schon seit Jahren Kopfschmerzen, Übelkeit, Alpträume und andere Stresssymptome beschert, blättern Sie also am besten gleich weiter zu Kapitel 10.

Sie wissen eigentlich seit langem, dass Sie zum Besten Ihrer Gesundheit die Beine in die Hand nehmen und einfach kündigen sollten – aber momentan können Sie sich das einfach nicht erlauben, weil: Sie bestimmt so schnell keinen neuen Job finden/Ihr Mann dagegen ist/Ihr Lebensstandard gefährdet werden könnte/der Kredit noch nicht abbezahlt ist/Sie sich einfach nicht trauen?

Okay. Lauter nachvollziehbare Gründe, die im Übrigen nicht nur Sie, sondern viele Ihrer Leidensgenossinnen davon abhalten, endlich Konsequenzen aus dem täglichen Ärger mit der C-Klasse zu ziehen. Aber das heißt noch lange nicht, dass Sie sich je nach Naturell stumm, klagend, lästernd oder zynisch in Ihr Schicksal fügen sollten. Immerhin ist inzwischen nachgewiesen, dass runtergeschluckte Ungerechtigkeit auf Dauer krank machen kann. Kein Wunder, dass drangsalierte Mitarbeiter sich immer öfter gegen die Zumutungen von oben zur Wehr setzen und verdienten C-Modellen nach dem Motto „Das ist zwar fies, aber es tut mir gut!" wohl dosierte Denkzettel verpassen – vom „Verlegen" wichtiger Dokumente über die Weiterleitung zartbitterer Geheimnisse an neugierige Medienvertreter bis hin zur sorgsam geplanten Computersabotage.

Wer im Kampf um ausgleichende Gerechtigkeit nicht zum Büro-Guerillero werden will, hat auch ein paar völlig legale Möglichkeiten, sich gezielt gegen Terrorchefs zu wehren:

- **Kooperation mit den Kollegen.** Anstatt vor den Augen eines feixenden C-Modells um dessen Gunst zu kämpfen und sich gegenseitig ständig in die Pfanne zu hauen, sollten chefgeplagte Mitarbeiter an einem Strang ziehen: Beschwerden über Katastrophenchefs werden von Firmenspitzen (wohl oder übel) sofort viel ernster genommen, wenn sie abteilungsweise erfolgen und nicht etwa von einzelnen Mitarbeitern kommen. Apropos Beschwerden: Die dürfen durchaus auch anonym geäußert werden, in manchen Großunternehmen inzwischen sogar hochoffiziell über extra dafür eingerichtete Hotlines.

- **Hilfe von außen.** Betriebsräte und Gewerkschaften leisten grundsätzlich wertvollen Beistand, ob es nun um Diskriminierung, sexuelle Belästigung oder systematische Schikane von oben geht. Im Internet finden sich inzwischen zahllose Informationen, Hilfsangebote und Chatforen für drangsalierte Arbeitnehmer sowie Kontaktadressen gemeinnütziger Beratungsstellen und spezialisierter Arbeitsrechtler.

Rechtschutzversicherungen bieten heutzutage auch Hilfe bei Auseinandersetzungen am Arbeitsplatz. Das ist sehr gut angelegtes Geld, denn wer vorsorglich eine abschließt, fühlt sich von vornherein weniger verwundbar und kann im Ernstfall auf professionellen Beistand zählen.

Crash-Kurs für gestresste Chefinnen

Stop, nicht gleich weiterblättern! Sie sind nämlich schon eine Vorgesetzte, sobald Sie gelegentlich einen Praktikanten oder eine Aushilfe befehligen dürfen. Dieses Privileg bringt jedoch nicht nur Arbeitsentlastung mit sich, sondern auch Verantwortung – die Verantwortung, mit Ihren Mitarbeitern (jawohl!) so umzugehen, wie Sie es sich von Ihrem eigenen Chef seit Jahren vergeblich erhoffen.

Diese Verantwortung wird von Gelegenheits- und Nachwuchschefs allerdings fast immer übersehen. Wenn die dann irgendwann mitbekommen, dass ihre Helfer sie schon lange insgeheim zur B- oder sogar C-Klasse zählen, tritt ein typischer Unterschied zwischen Chefs und Chefinnen zu Tage. Männlichen Vorgesetzten sind solche Untergebenenmeinungen nämlich nicht selten schnurzpiepegal. Sie sonnen sich in der Gewissheit, dass sie schließlich nicht angestellt wurden, um einen Beliebtheitswettbewerb zu gewinnen: „Die sollen mich nicht gern haben, die sollen arbeiten!"

Weibliche Chefs hingegen reagieren oft ziemlich betroffen und gestresst, wenn plötzlich klar wird, dass ihre Mitarbeiter ihnen nicht allzu viel Sympathie entgegenbringen. Zwar können die taffen Exemplare unter ihnen diese Betroffenheit gewöhnlich gut verbergen – aber im stillen Kämmerlein tun auch sie sich schwer damit, Ablehnung durch einen Mitarbeiter einfach wegzustecken. Und zwar interessanterweise sogar dann, wenn sie diesen Mitarbeiter ihrerseits nicht gerade mögen und sich entsprechend verhalten haben. Wenn die Beziehung dann erwartungsgemäß im Eimer endet, folgt jedoch unausweichlich der Keiner-liebt-mich-Blues.

Vielleicht sind Sie ja unter anderem deshalb gestresst, weil Sie mit Ihren Mitarbeitern nicht richtig klar kommen. Nun ist in Sachen Personalführung kaum jemand ein Naturtalent, aber das ist auch nicht das Problem. Zum Problem wird diese Ausgangslage erst, wenn jemand zum Chef befördert wird und sich trotzdem nicht darum bemüht, die Basics der Personalführung zu lernen *und* konsequent anzuwenden.

Zwischen Kritikallergie und Teamtalent

Einschlägigen Karriereratgebern zufolge haben Chefinnen eine ganze Reihe typisch weiblicher Macken. Als da wären: mangelndes Durchsetzungsvermögen, Unklarheiten bei Anweisungen, Konfliktangst, Perfektionismus, zu starke Emotionalität, klappriges Selbstbewusstsein und Überempfindlichkeit gegenüber Kritik. Andererseits haben weibliche Vorgesetzte weniger „natürliche Führungsdefizite“ als ihre männlichen Kollegen: Chefinnen gelten generell als sozial kompetenter, einfühlsamer, teambewusster, uneitler, kommunikationsstärker, offener, weniger hierarchisch und machtpolitisch fixiert sowie auf eine angenehme, persönlich geprägte Arbeitsatmosphäre bedacht. Eine Garantie für weniger Stress mit Mitarbeitern ist diese Lobeshymne allerdings nicht: Schließlich sind die typischen Chef-Eigenarten, die in diesem Kapitel geschildert werden, durchaus auch bei weiblichen Vorgesetzten zu finden.

Mit den Mitarbeitern hakt es ständig, und Sie wissen nicht, warum? Führungsratgeber speziell für Frauen verhelfen oft zu atemberaubenden Aha-Erlebnissen. Nicht zuletzt deshalb, weil frau bei der Lektüre oft erkennt, dass beruhigend viele Leidensgenossinnen sich mit immer denselben „typisch weiblichen“ Führungsproblemen herumschlagen.

Fünf gute Gründe, eine (noch) bessere Chefin zu werden

- Im zwischenmenschlichen Bereich braucht es fünf gute Momente, um einen „Zusammenstoß“ zu neutralisieren. Falls Sie im Umgang mit Ihrem Personal dieses Mengenverhältnis nicht hinkriegen, wird es Zeit für eine selbstkritische Diagnose.

- Alte PR-Weisheit: Ein schlechtes Image auszubügeln dauert genauso lange, wie dieses Image gewachsen ist. Da ist es im Zweifelsfalle sinnvoll, lieber gleich was zu ändern, als noch länger untätig dabei zuzusehen, wie das Verhältnis zu den Mitarbeitern auf der nach unten offenen Stress-Skala neue Tiefstände erreicht.

- Der kontinuierliche Kleinkrieg mit Mitarbeitern geht nicht nur an die Nerven, sondern schlägt – typisch Stress – auch auf die Gesundheit.

- Mitarbeiter, die sich ungerecht behandelt fühlen, gehen irgendwann in den passiven oder sogar höchst aktiven Widerstand und können damit auf Dauer Ihre Karriere ins Wanken bringen.

Alles, was Sie in Sachen Personalführung dazu lernen, trägt auch daheim Früchte. Und sei es nur, weil Sie abends entspannter nach Hause kommen.

9. Nur mit Schmerzensgeld zu ertragen?

Innere Kündigung, Arbeitssucht, Burn-out und die Folgen

Auch wenn die B- und C-Chefs dieser Welt das in der Regel anders sehen: Der Durchschnittsmitarbeiter unserer Zeit ist nicht faul und auch kein Jammerlappen, oh nein. Er weiß natürlich, dass ein gewisser Stress-Level einfach dazu gehört. Er weiß auch, dass er nicht nur den Druck von allen Seiten souverän wegzustecken hat, sondern auch die diversen Frustrationen, die ihm sein Job täglich beschert. Und er weiß sowieso aus eigener Erfahrung, dass die ganze Plackerei nur in den seltensten Fällen irgendwann mit Dankesreden, Gehaltserhöhung und Beförderung belohnt wird.

Aber was zu viel ist, ist trotzdem zu viel. Deshalb geht es in diesem Kapitel um die Folgen von „zu viel". Angesichts der wissenschaftlich gesicherten Erkenntnisse zum Thema lässt sich streckenweise ein gewisser Ernst nicht vermeiden. Wer gerade überhaupt keine Lust auf tiefer gehende Erwägungen und Ermahnungen hat, kann gerne gleich weiterblättern zu Kapitel 10.

So oder so, Fakt ist: Wer jahrelang pflichtbewusst durchs Hamsterrad hetzt, wird irgendwann vom „ganz normal gestressten" Mitarbeiter zum chronisch gestressten Mitarbeiter. Dieser Zustand fühlt sich nicht sonderlich gut an, weder geistig noch körperlich. Die schnellen Antistress-Rezepte, mit denen die „normal gestressten“ Mitarbeiter sich lange Zeit behelfen können, sind gegen chronischen Stress ungefähr so wirksam wie ein Fläschchen Mineralwasser gegen einen Waldbrand. Und so kommt es, dass bei den Betroffenen ganz allmählich ein paar Groschen fallen: Für sie werden die Begriffe „innere Kündigung“, „Workaholism“ und „Burn-out“ vom x-beliebigen Zeitgeist-Schlagwort zur geradezu unheimlich genauen persönlichen Diagnose.

Innere Kündigung und Burn-out: Wenn ausgelaugte Mitarbeiter feststellen, dass ganze Symptomlisten 1:1 auf sie zutreffen, sind sie oft völlig perplex. Perplex und erleichtert. Denn es tut ihnen ungeheuer gut zu sehen, dass der Zustand, unter dem sie leiden, nicht nur einen hochoffiziellen Namen hat. Sondern dass er offensichtlich ein Problem ist, mit dem ein erstaunlich großer Teil der arbeitenden Bevölkerung zu tun hat.

„Ich werd schon rechtzeitig auf die Bremse treten ...“

Ein löblicher Vorsatz. Aber ganz so einfach ist das alles dann doch nicht. Denn kaum jemand hat einen Tacho im Kopf, der genau registriert, wie lange man Vollgas gibt, und der irgendwann brav warnt, dass jetzt das Leistungslimit erreicht ist. Folglich bemerken die meisten Leute trotz aller guten Vorsätze die Grenzen ihrer Belastbarkeit erst dann, wenn sie sie überschritten haben. Was nicht zuletzt auch daran liegt, dass es in der Regel ein paar Jahre dauert, bis einem ursprünglich topmotivierten, topengagierten Mitarbeiter endgültig die Puste ausgeht. Diese Entwicklung verläuft nämlich so langsam, dass man sie mitten in dem ganzen täglichen Theater kaum wahrnimmt – und deshalb bis zum Umfallen versucht, sich mit dem Leben in der Druckkammer irgendwie zu arrangieren.

Männern hilft dabei ihre natürliche Stressresistenz und, wenn die nicht mehr ausreicht, ihr überragendes Talent, missliebige Tatsachen einfach zu verdrängen. Frauen kommen zwar oft vergleichsweise früh auf den Gedanken, dass Begriffe wie innere Kündigung, Burn-out & Co. verdächtig gut auf ihr Leben passen. Andererseits reagieren sie auf diesen Verdacht eher mit Selbstvorwürfen und Durchhalteparolen als mit gezielten Bremsmanövern. Sie reißen sich zusammen und sind weiterhin hübsch fleißig bis zum Anschlag. Schon allein, um keinen Liebesentzug vonseiten irritierter Vorgesetzter, Kollegen, Beziehungspartner, Eltern oder Freunde zu riskieren.

„Augen zu und durch" – diese Strategie verfolgen Männer wie Frauen oft jahrelang. Und das gelingt ihnen auch oft mit (zunächst) verhältnismäßig geringem Kraftaufwand. Denn zumindest der inneren Kündigung lassen sich, je nach Perspektive und vorhandenem Grad an Dickfelligkeit, durchaus auch vorteilhafte Züge abgewinnen.

Testfrage: Was bringt Ihnen Ihr Job außer Geld? Wenn Sie darauf mit schöner Regelmäßigkeit „Is' mir wurscht"/„keine Ahnung"/„nix"/„nur Ärger" antworten, sind Sie höchstwahrscheinlich eine innere Emigrantin.

Noch drin, aber nicht mehr dabei

Ein innerer Emigrant, das ist jemand, der seinem Chef eigentlich die sofortige Kündigung um die Ohren hauen und ein für alle Mal die Tür hinter diesen Sch...laden zuknallen möchte. Und der genau das letztlich nicht tut, entweder aus Angst, keinen neuen Job mehr zu finden, oder aber aus nüchternem Kalkül. Denn wenn er sich darauf beschränkt, nur innerlich zu kündigen, hat das zwar den Nachteil, dass er weiterhin jeden Morgen zur Arbeit erscheinen muss. Aber auch den ziemlich großen Vorteil, dass er weiterhin sein Gehalt bekommt – und das für einen Bruchteil seiner früheren Anstrengungen.

Wer innerlich gekündigt hat, sieht nämlich nicht mehr ein, warum er auch nur einen Millimeter mehr leisten sollte als Dienst nach Vorschrift. Sein Gehalt betrachtet er als Entschädigung für erlittene Frustrationen. Seine Arbeitsleistung schraubt er nach dem Motto „Jeder Chef kriegt das, was er verdient" so weit runter, bis er das Gefühl hat, dass die Bilanz zwischen Einsatz und Entgelt wieder stimmt.

Vorgesetzte und Controller bekommen diesen stillen Boykott fast nie mit: Die inneren Emigranten sind dafür bekannt, dass sie sich perfekt tarnen. Durch ein freundliches, umgängliches Wesen, durch demonstratives Engagement in strategisch sinnvollen Situationen und durch bewundernswert viele Überstunden (die allerdings längst nicht alle im Dienste der Firma verbracht werden).

Auffallend häufig werden übrigens Topkräfte, die sich früher rund um die Uhr für die Firma aufgerieben haben, zu inneren Emigranten. Ihr perfektes Image schützt sie besonders gut vor der Enttarnung. Da ist es nicht weiter erstaunlich, dass auch so mancher Vorgesetzte innerlich kündigt. Und da Verhalten in Hierarchien von oben nach unten ansteckend ist, lassen auch die Mitarbeiter solcher Chefs recht bald innerlich den Griffel fallen. Konsequenzen müssen sie nicht wirklich befürchten, denn ihrem Chef ist sowieso alles weitgehend egal. Typisch innerer Emigrant.

Es gibt viele Mitarbeiter, die sich mit dem „drin, aber nicht mehr dabei" erstaunlich gut und erstaunlich lange arrangieren können. Das klappt allerdings nur dann so richtig, wenn man seinen Job konsequent als Brotjob betrachtet und die Vorteile – festes Einkommen, bezahlten Urlaub, nette Kollegen, immer genug Büromaterial – genießt, ohne sich über die Nachteile den Kopf zu zerbrechen.

Warum das „Schmerzensgeld" manchmal nicht reicht

Die renommierte Unternehmensberatung Gallup stellt jedes Jahr aufs Neue fest, dass bis zu achtzig Prozent der deutschen Mitarbeiter aus dem Dauerfrust im Job die Konsequenzen gezogen und auf Energiesparmodus umgestellt haben. Falls Sie offen oder insgeheim ähnlich denken: Herzlich willkommen bei einer der größten Mehrheiten Deutschlands! Sie sind Teil eines Massenphänomens, das seit längerem Gegenstand wissenschaftlicher Erforschung ist. Inzwischen weiß man eine ganze Menge darüber:

- Die innere Kündigung ist keine Aktion, sondern eine *Re*aktion auf jahrelangen Dauerfrust über zu viel Arbeit und zu wenig Geld, über mangelnde Fairness und Durchschaubarkeit, über den Widerspruch zwischen persönlichen Wunschvorstellungen und der Realität am Arbeitsplatz, über absurde Dienstwege und, vor allem, über haarsträubend minderbegabte Vorgesetzte.

- Der Hang zur inneren Emigration wird durch Massenkündigungen (egal ob im eigenen Betrieb oder „nur" als Schlagzeile in den Medien) noch verstärkt.

- Lässt man Fragen der „guten Sitten" mal außer Acht, ist der stille Boykott ein logischer Schritt von klar berechenbarem Nutzen: Wenn Mitarbeiter erkennen, dass selbst größte Anstrengungen unerkannt und ungewürdigt verpuffen, holen sie sich durch getarntes Nichtstun nur zurück, was ihnen ihrer Meinung nach als Gegenleistung für jahrelange Schinderei sowieso zusteht.

So richtig gut funktioniert diese Strategie allerdings in der Regel nur ein paar Jahre. Die Menschen stellen nun mal „von Natur aus" ständig die berühmte Sinnfrage und träumen im Übrigen ihr Leben lang von innerer Zufriedenheit, Erfüllung und Glück. So viele Wünsche kann die innere Kündigung natürlich nicht erfüllen, und so macht sich bei den sensibleren unter den inneren Emigranten unweigerlich nagende Unzufriedenheit breit. Und mit ihr eine Form von Stress, die sich auf Dauer kaum achselzuckend wegstecken lässt.

Sie können die guten Seiten an Ihrem Job auswendig im Schlaf runterbeten, Sie sagen sich jeden Tag, wie dankbar Sie eigentlich dafür sein müssten – und gehen trotzdem immer widerwilliger zur Arbeit? Dann gehören Sie ganz eindeutig nicht zu den Mitarbeitern, die es sich in der inneren Emigration ganz entspannt bis zur Rente bequem machen können.

Bauchgefühl oder Bauchweh

„Ohren auf Durchzug und an die Kohle denken" – wenn diese Strategie nicht mehr so richtig klappt, sagt einem das in der Regel eine innere Stimme. Sollte diese freundliche Warnung allerdings zu leise ausfallen oder aber ungehört verhallen, meldet sich früher oder später der Körper zu Wort. Genau wie er das übrigens auch angesichts fortgesetzter Nachtschichten, Dauerpowern ohne Nachtanken und permanentem Multistress durch keifende Chefs, nörgelnde Beziehungspartner und plärrende Kleinkinder tut.

Denn all diese summa summarum recht unerfreulichen Dinge des Lebens lassen sich zwar eine gewisse Zeitlang aus- oder durchhalten. Manchmal hat man vielleicht gar keine andere Wahl, weil sonst ein superwichtiges Projekt an die Konkurrenz geht/der Job in Gefahr ist/alles um einen herum zusammenbricht. Aber dass Sie monate- und jahrelang keine andere Wahl haben – das nimmt Ihnen Ihr Körper einfach nicht ab. Oder, anders ausgedrückt, es ist ihm herzlich egal.

Denn ohne Gesundheit ist nun mal alles nichts. Der Körper des durchschnittlich dauergestressten Mitarbeiters weiß das gewöhnlich besser als dessen mit Tagesproblemen vollgestopfter Verstand. Also nimmt der Körper sich die Freiheit heraus, die eine oder andere Stresswarnung zu veröffentlichen. Typische Beispiele: Kopfschmerzen, Rumoren im Bauch, Müdigkeit, unheimlich viel oder viel zu wenig Appetit, gesteigerter Hang zu Nikotin und Entspannungsdrinks, Anfälligkeit für Schnupfen, Grippe, Magen-Darm-Viren und was sonst noch so an Krankheitserregern durch die Luft schwirrt. Gratis obendrauf gibt es für die Mädels häufig unerklärlich heftige Launenausschläge und eine Grundstimmung, die ziemlich nah am Wasser gebaut ist.

Wenn Sie Ihrem Körper keine Pausen gönnen, wird er sie sich wahrscheinlich irgendwann holen. Und zwar ganz egal, ob es Ihnen gerade zeitlich passt, und auch nicht unbedingt in Gestalt eines vierwöchigen Karibikurlaubs.

Alles nur Wehwehchen?

Die Krankmeldungen haben zwar einen historischen Tiefstand erreicht, aber das heißt noch lange nicht, dass Deutschlands Mitarbeiter alle kerngesund sind. Viel eher schrecken sie aus Angst vor Minuspunkten beim Chef häufig vor einer eigentlich angebrachten Krankmeldung zurück. Oder aber sie kriegen vor lauter Dauerdruck gar nicht richtig mit, dass in Sachen Gesundheit irgendetwas hakt. Gegen Zahn-, Kopf- und sonstige Schmerzen gibt es schließlich Tabletten. Und überhaupt: Alles, was sich nicht nach umgehend erforderlicher Notaufnahme anfühlt, muss gefälligst warten, bis so zeitfressende Dinge wie Arzttermine überhaupt wieder vorstellbar sind.

Wer der Arbeit nur „bei ernster Krankheit“ fernbleibt und sich bei „Wehwehchen“ eisern weiter hinschleppt, muss allerdings damit rechnen, dass die Wehwehchen sich irgendwann Richtung „oh weh!“ auswachsen. Denn wenn jemand partout nicht hören will, muss er eben fühlen, der Körper hat schließlich auch verschärfte Stresswarnungen im Repertoire. Besonders häufig zu beobachten: Hautirritationen, nervöse Ticks und vor allem individuell auftretende Phänomene wie Asthma, Migräne, Durchfall oder Blasenentzündung. Die stellen sich prompt (und mit der Zeit immer heftiger) ein, sobald ein besonders belastender Stressfaktor die Erträglichkeitsmarke überschreitet.

Es ist eine klassische Milchmädchenrechnung, auch krank noch zur Arbeit zu gehen, um Fehlzeiten zu vermeiden. Denn auf diese Weise wird aus krank gerne ganz krank. Also nutzen Sie Ihr Recht auf Krankschreibung, das tun die Chefs schließlich auch. Sie haben Angst, dass das nach „Krankfeiern" aussieht und Sie auf irgendwelche schwarzen Listen bringt? Ein ärztliches Attest, freiwillig schon am ersten Krankheitstag vorgelegt, zerstreut schnell eventuelle Zweifel an Ihrem Gesundheitszustand.

Stress als Sucht: Workaholism

Wer nicht selbst betroffen ist, kann sich gar nicht vorstellen, dass es Menschen gibt, die süchtig nach Arbeit sind. So wie andere alkohol-, ess- oder spielsüchtig sind. Genau wie diese Suchtformen ist Arbeitssucht eine offiziell erkannte und anerkannte Krankheit. Arbeitssüchtige brauchen das Suchtmittel „Arbeit", weil ihnen nur so Anerkennung durch andere überhaupt vorstellbar scheint. Dahinter steckt offenbar das beliebt-berüchtigte Erziehungsprinzip „Liebe gegen Leistung". Arbeitssüchtige schaffen es einfach nicht, sich von diesem Prinzip aus Kindertagen frei zu machen; stattdessen identifizieren sie sich einzig und allein über ihre Arbeitsleistung, ganz so, als ob nur die ihnen überhaupt ein Existenzrecht verliehe. Wer so denkt und fühlt, für den ist alles unterhalb der völligen Perfektion zwangsläufig ein unverzeihlicher Fehler und eine existenzielle Bedrohung. Die *tatsächliche* existenzielle Bedrohung – Überlastung bis zur Implosion und allmähliche Vereinsamung – bemerkt er hingegen nicht.

Vorbildlich engagiert oder einfach krank?

Arbeitssucht ist nicht leicht erkennbar. Genau wie Magersüchtige von ahnungslosen Zeitgenossen oft genug als „super schlank" bewundert werden, gelten Arbeitssüchtige lange Zeit als „vorbildliche Mitarbeiter", und die Chefs reiben sich die Hände angesichts von so viel brennendem Arbeitseifer. Dabei weiß man heute, dass Arbeitssüchtige ihrem Unternehmen langfristig eher schaden als nützen – insbesondere durch ihre ständigen Querelen mit Kollegen und Mitarbeitern, die gar nicht einsehen, warum sie sich ständige Mäkelei, ans Wahnhafte grenzende Kontrollen und übersteigerten Leistungsdruck gefallen lassen sollten.

Wie andere Süchtige auch wissen die Betroffenen selbst oft noch nicht mal, dass sie an einer Sucht leiden, und werden genau das weit von sich weisen, wenn man sie darauf anspricht. Trotzdem gibt es ein paar klare Anzeichen:

- Alles Denken und Handeln dreht sich ausschließlich und zwanghaft um die Arbeit;
- der Leistungsdrang ist eher auf diffuse Ängste als auf Spaß an der Arbeit zurückzuführen;
- Beziehungen scheitern und Freunde ziehen sich zurück, das Privatleben schrumpft auf null;
- Stress wird zum Lebensbegleiter, Abschalten ist unmöglich;
- Körper und Seele reagieren mit gesteigerter Krankheitsanfälligkeit und Depressionen.

Während die Arbeitssüchtigen selbst oft nicht sehen (wollen), was los ist, stellen verbleibende Freunde durchaus irgendwann die richtige Diagnose. Wer immer wieder auf das Thema Arbeitssucht angesprochen wird, sollte es nicht einfach vom Tisch wischen, sondern einen Fachmann konsultieren. Das fällt zwar vielleicht schwer, ist aber auch eine Riesenchance für ein weniger stressiges Leben.

Burn-out: Wenn es auf einmal fünf vor zwölf ist

Wer jahrelang für die Firma brennt, ist irgendwann ausgebrannt. Er hat im Dauerstress all seine Energie verfeuert und steht plötzlich mit leeren Batterien da. Burn-out, das bedeutet: dauerhaft unüberwindbare Erschöpfung, totaler Motivationsverlust, gegen null tendierende Belastbarkeit und Produktivität, übersteigerte Reizbarkeit, Depressivität, Krankheitsanfälligkeit. Wer einmal so weit ist, der wird noch nicht mal mehr mit den einfachsten Routinearbeiten fertig und kann beim besten Willen am Leben keinen Spaßanteil mehr entdecken.

Früher galt Burn-out als typische Managerkrankheit. Aber heute weiß man, dass das Burn-out-Risiko umso größer ist, je niedriger eine Stelle in der Hierarchie angesiedelt ist. Mangelnder Handlungsspielraum und ständige Kontrollen erhöhen das Erkrankungsrisiko, genau wie emotional anspruchsvolle Tätigkeiten in sozialen und „helfenden" Berufen, zum Beispiel Arzt, Pfleger, Lehrer. Arbeitssüchtige kann es genauso treffen wie innere Emigranten, die ihren Frust zu lange runtergeschluckt haben.

Das Hauptproblem am Burn-out ist, dass man ihn meistens erst bemerkt, wenn man schon mitten drin steckt.

Fachleute sagen, dass Burn-out spätestens nach drei Jahren offensichtlich wird. So richtig tröstlich ist das nicht, denn *wenn* er offensichtlich wird, ist die Batterie schon leer; da wird jedes Schrittchen Richtung Notausgang zum Kraftakt. Wer sich das ersparen will, sollte die Reißleine ziehen, sobald die ersten Symptome auftreten – anstatt sich, aus welchen Gründen auch immer, unbelehrbar weiter abzustrampeln.

Zum Zweck der vereinfachten Selbstdiagnose folgen hier die Klassiker unter den Burn-out-Symptomen:

- Man hat keinen Spaß mehr an Dingen, die früher Spaß gemacht haben, im Privatleben nicht und im Job erst recht nicht. Das Lieblingsessen schmeckt nicht mehr, Hobbys rutschen in den Rang lästiger Verpflichtungen.

- Die Lieben daheim gehen einem bei aller Liebe im Wesentlichen auf den Wecker, und selbst Treffen mit den besten Freundinnen sind nur noch ein Hindernis auf dem Weg zum Bett.

- Allround-Überforderung: Alles ist irgendwie zu viel, alles kostet irrwitzig viel Kraft. Jeder Tag wird zur endlosen Kette sinnloser/anstrengender/nervender Verpflichtungen. Das einzige, was einem hilft, die Arbeitszeit irgendwie zu überstehen, ist der Gedanke an den Feierabend.

- Bleierne, alles andere überlagernde Müdigkeit. Der Wunsch nach *Ruhe* wird zur fixen Idee, und selbst nach einem langen Urlaub, einer Kur oder einer Auszeit graut einem vor der Rückkehr in den Job.

- Die Gefühlswelt schrumpft auf eine hochexplosive Mischung aus Widerwillen, unterdrückter Aggression, Hysterie und Verzweiflung (in minütlich wechselnden Mischungsverhältnissen).

- Lähmende Unzufriedenheit; gleichzeitig sind Auswege und Alternativen schier unvorstellbar. Hinter dem täglichen Ich-muss-Horror ist ein wie auch immer gearteter Sinn des Lebens schon lange nicht mehr erkennbar.

Zeit für eine Energiebilanz. Testfrage 1: Was/Wer kostet Sie Energie? Wie viel? Testfrage 2: Was/Wer gibt Ihnen Energie? Wie viel? Falls Sie zu Frage 1 aus dem Stand eine zweistündige Rede halten können, aber bei Frage 2 ziemlich lange und frustrierend ergebnisarm nachdenken, kokelt es vermutlich auch bei Ihnen.

10. Bye-bye Hamsterrad!

Vom großen Ja-aber-Spiel zum großen Sprung

Powern bis zum Umfallen als Schnellstraße nach oben oder wenigstens als cleverer Kündigungsschutz – das war vielleicht früher so. Heute ist die Methode eher gut für Arbeitssucht, innere Kündigung und Burnout. Den Leuten, die da schon drinstecken, hilft diese Erkenntnis zwar nicht unbedingt weiter. Doch allein die Tatsache, dass Workaholism & Co. heute als konkrete Gefahr für Leib und Seele weithin bekannt sind, lässt bei einschlägig gefährdeten Mitarbeitern inzwischen viel früher die Alarmglocken klingeln. Das gilt vor allem für Frauen, denn die haben von Natur aus einen besseren Draht zu ihrem eigenen Innenleben, wie Hausärzte und Psychologen immer wieder gerne bestätigen.

Wo selbst jahrelanges verschärftes Beineausreißen nicht davor schützt, im Zweifelsfalle in Nullkommanichts wegrationalisiert, outgesourct oder schlicht rausgemobbt zu werden, da drängen sich ein paar grundsätzliche Sinnfragen fast von alleine auf: „Was soll der ganze Stress? Was mach' ich eigentlich hier? Was bringt mir das? Für welchen Preis? Und überhaupt: Was ist mir in meinem Leben unterm Strich *wirklich wichtig*?" Falls irgendwann mit ernüchternder Klarheit feststeht, dass der Chef/ die Jahresbilanz/die Erfolgszulage/der Dienstwagen/die Aktionärsrenditen nicht (mehr) zu den wirklich wichtigen Dingen des Lebens gehören, bleibt das auf Dauer selten ohne Folgen.

Früher war „der Aussteiger" der bekannteste Vertreter der alternativen Lebens- und Arbeitswelt. Vom Industriemanager zum Weinbauern, vom Banker zum Schafzüchter, von der Ökonomie zur Ökologie: 180-Grad-Wendungen, politische Statements inklusive. Bewundernswerte Entscheidungen, radikale Kurswechsel, faszinierende Neuanfänge; allerdings hat für einen solchen Totalausstieg aus dem Hamsterrad längst nicht jeder den nötigen Mut. Vom nötigen Startkapital mal ganz zu schweigen. Da ist es ausgesprochen tröstlich, dass diejenigen Wege vom Stress zum Sinn, die derzeit in aller Munde sind, eher auf Ausgleich als auf Radikalität setzen:

- **Work-Life-Balance.** Schönes neues Wort für die alte Erkenntnis, dass Glück, Ausgeglichenheit und Erfüllung auf der Kunst beruhen, alle Lebensbereiche im Gleichgewicht zu halten. Es gibt schließlich ein Leben nach dem Job, und dazu gehören Familie und Freunde genauso wie Hobbys und kulturelle Interessen. Und, last not least, der eigene Körper und die Gesundheit. Wie es am besten gelingt, durch regelmäßige Inventur, überschaubare Ziele und pfleglichen Umgang mit allen wichtigen Lebensbereichen zu einer ausgeglichenen Bilanz zwischen Arbeit und Leben zu kommen, das wird inzwischen in Dutzenden dicker Bücher haarklein erklärt. Falls Sie es so genau dann doch nicht wissen wollen: Auch die aufmerksame Lektüre der nächsten Seiten kann Ihrer persönlichen Bilanz schon ganz schön auf die Sprünge helfen.

- **Downshifting.** Noch so ein schönes englisches Modewort. Dieses hier (auf deutsch: „runterschalten") steht für den Trend, die Jagd nach Kohle und Karriere kurzerhand einzustellen zugunsten von mehr Lebensqualität. Zeit und Energie verschlingende Powerposten werden leichten Herzens gekündigt und Jobs angenommen, die zwar viel weniger Geld, aber auch viel weniger Stress bringen. In Medienberichten und Internetforen verkünden die „Downshifters" mit einer Mischung aus Stolz und Erstaunen, dass sie auch ohne dickes Auto, Markenklamotten und Edelrestaurants ganz prima leben, weil sie für diesen Verzicht im Gegenzug Zeit für die Dinge bekommen, die ihnen wirklich wichtig sind. Für die sinnsuchenden Erfolgsmenschen ist das offenbar eine ganz neue Erkenntnis. Aus philosophischer Sicht hingegen ist es eher ein alter Hut: Glück hängt eben nicht vom Haben ab, sondern viel eher vom Sein.

„Viel Glück!" – aber wie?

Mit der Frage geben sich die Gelehrten seit Jahrtausenden ab, also werden wir dieses Fass hier nicht auch noch aufmachen. Trotzdem lohnt es sich, jobgestressten Zeitgenossen an dieser Stelle ganz kurz in Erinnerung zu rufen, was Glück *nicht* ist:

- Glück ist keine Frage des Geldes. Lottogewinner sind nachgewiesenermaßen kein bisschen glücklicher als der Durchschnittsmensch, wenn sie sich erst mal an die Spritztouren mit dem neuen Auto, die Aussicht von der neuen Villa, das Plantschen im neuen Pool und an alle anderen Folgen des plötzlichen Geldsegens gewöhnt haben.

- Glück ist auch keine Frage des beruflichen Erfolgs, wie man insbesondere an Heerscharen von Stars sieht, die trotz gewaltiger Erfolge in Depressionen oder diversen Süchten versinken.

Glück hängt nicht von irgendwelchen Zukunftsplänen ab, sondern von dem Talent, die angenehmen Dinge, die schönen Momente und die guten Gefühle im Hier und Jetzt zu sehen und zu genießen. Wer die Gegenwart nur als Warm-Up für ein fernes Ziel betrachtet, steht womöglich mit leeren Händen da, wenn er dieses Ziel aus irgendwelchen Gründen nicht erreichen kann.

Einfach irgendwie unzufrieden

Wenn das Glück im Hier und Jetzt steckt – dann braucht es ja eigentlich nur ein bisschen mehr Aufmerksamkeit, um auf dem Weg durch den Tag jede Gelegenheit für ein paar gute Gefühle so richtig zu genießen.

Klingt echt einfach, ist es aber nicht: Genuss und Stress sind von vornherein ein Widerspruch in sich. Die Aufmerksamkeit für die Glücksgelegenheiten in Reichweite wird zum Ding der Unmöglichkeit, sobald im Hirn die Wunschmaschine anspringt und einem mal wieder quengelig all das auflistet, was man gerne hätte, aber leiderleider nicht hat. Womit wir bereits mitten im Thema wären – nagende, bohrende Unzufriedenheit mit der eigenen Lebenssituation, insbesondere mit dem Job, ist nämlich Glückskiller und Stressmacher zugleich.

„Ich verdien' viel zu wenig für das, was ich hier mach'!", „Eigentlich hätten die mich schon längst befördern müssen!", „Dieser Job ödet mich so was von an!" – Wer schon seit längerem über solchen Gedanken brütet, bekommt hier die Gelegenheit, durch ein paar kleine Übungen aus der Frustspirale auszusteigen und sich einen konstruktiven Energieschub zu verschaffen:

- Wie sieht's mit Ihrem persönlichen Unzufriedenheitsfaktor aus? Kaum jemand geht nämlich Hans-im-Glück-mäßig innerlich zufrieden durchs Leben. Haben Sie schon öfter Kommentare wie „Du bist aber auch wirklich nie zufrieden!" zu hören bekommen? Dann sollten Sie beim Nachdenken über Für und Wider Ihres Jobs den Grad Ihrer natürlichen Neigung zur Unzufriedenheit im Auge behalten.

- Nicht selten stellt sich bei einer selbstkritischen Überprüfung heraus, dass die Unzufriedenheit für Lebensänderungsentschlüsse schlicht nicht groß genug ist. Auch gut! Ist doch schön zu erkennen, dass letztlich alles gar nicht so schlimm ist. Zwei Fragespiele können Ihnen helfen, Ihren persönlichen Unzufriedenheits*status* festzustellen. Erstens: „Wo *will* ich in fünf Jahren sein?" und „Wo *werde* ich vermutlich in fünf Jahren sein, wenn alles beim Alten bleibt?" Zweitens: „Was *will* ich eigentlich?" und „Was bin ich bereit, dafür aufzugeben?"

Bewährtes Mittel gegen diffuse Unzufriedenheit: Eine Reise durch Länder, in denen der Lebensstandard vom westeuropäischen Alltagsluxus noch Lichtjahre entfernt ist. Funktioniert aber nur außerhalb von Reisegruppen, Touristenvierteln und All-Inclusive-Clubanlagen.

Der Beruf auf dem Prüfstand

Wer das Thema „Unzufriedenheit im Job“ systematisch angeht, der stellt fest: Es gibt ganz verschiedene Unzufriedenheitsbereiche, vom Dauerärger über Chefs und Kollegen über enttäuschte Hoffnungen und Erwartungen bis hin zur täglichen Frustration über sinnlose Doppelarbeit, absurde Anweisungen und mangelnde Erklärungen. Das ist der Stoff, aus dem innere Kündigung und Burn-out sind. Auf dem Weg da heraus spielt eine Frage möglicherweise eine Schlüsselrolle: „Hat meine Unzufriedenheit eigentlich etwas mit meinem Beruf zu tun?“ Gar nicht so selten stellt sich nämlich irgendwann heraus, dass einem der eigene Beruf nicht wirklich liegt. Und dass man darin niemals glücklich wird, obwohl rein fachlich alle Voraussetzungen stimmen.

Für solche Erkenntnisse gilt: Besser spät als nie. Lieber fürs – statistisch gesehen meist noch recht lange – Restberufsleben auf einen anderen Kurs umschwenken, als nur aus praktischen Erwägungen („Jetzt noch mal neu anfangen nach all den Jahren?“) weiterhin das falsche Pferd reiten. Nützliche Fragen für die Selbstdiagnose:

- Wie stehen Sie eigentlich heute zu Ihrer Berufswahl? Ein Treffer – oder nur die Erfüllung von Daddys Traum? Oder eine jugendliche Fehlentscheidung? Oder die fügsame Anpassung an „Sachzwänge“, die zur Lehrstelle statt zum Studium führte, zur vernünftigen Steuerberaterin anstatt zur brotlosen Schauspielerin?

- Zu jedem Beruf gehört mehr als nur die fachliche Qualifikation. Also, Hand aufs Herz: Haben Sie das, was man für Ihren Job braucht? Wer schon im Studium für Unordnung und Chaos berüchtigt war, wird kaum mit Leib und Seele Buchhalterin oder Bibliothekarin; Schüchternheit ist nicht die beste Voraussetzung für eine Karriere in der Werbewelt; ohne freudige Redseligkeit wird aus einer Reiseleiterin eher eine dauergenervte als eine hervorragende Reiseleiterin.

Es ist sehr nützlich, mal über die Dinge nachzudenken, die zwischen Ihnen und Ihrem Beruf „klemmen". Das erleichtert Ihnen nämlich die Antwort auf eine ziemlich wichtige Frage: „Welche Probleme werde ich durch einen Jobwechsel los – und welche *nicht*?"

Das große Ja-aber-Spiel

Früher oder später mündet jede große Unzufriedenheit in den Traum vom Jobwechsel, weil durch diesen Befreiungsschlag „der ganze Stress auf einen Schlag zu Ende ist". Doch kaum wagt man sich auch nur in Gedanken an dieses Experiment, setzt vor allem bei Frauen gerne ein flächendeckendes Bedenken-Bombardement ein. Noch ehe er beginnt, wird der Weg in Richtung neues Lebenskapitel zum reinsten Hindernisrennen. Es ist beeindruckend, wie viele Probleme oft aufgetürmt werden, um die eigene Unentschlossenheit zu rechtfertigen:

- **Die präzise Vorhersage der absoluten Chancenlosigkeit.** „Das werd' ich sowieso nicht schaffen, weil, in meinem Alter/mit meinen Zeugnissen/die Kinder/die nehmen doch eh' nur Gutaussehende" (weitere typische Schwarzsehereien bitte einfügen). Und weil man es sowieso nicht schaffen wird, versucht man es erst gar nicht.

- **Die Lieben daheim.** Es ist klar, dass manche Entscheidungen nicht mit Beifall von allen Seiten belohnt werden. Männern ist das oft egal, aber Frauen mit ihrem Harmoniebedürfnis neigen eher zu Rücksichtnahme, Verständnis und Verzicht, sobald Beziehungspartner und Kinder um liebe Gewohnheiten fürchten. Und das, obwohl jeder aus eigener Erfahrung weiß, dass das dauerhafte Unterdrücken eigener Herzensbedürfnisse den anderen zuliebe irgendwann unweigerlich zu Vorwürfen und Aggressionen führt.

- **Die Wirtschaftslage.** Immer wieder lassen sich Leute, denen ihr Job eigentlich bis obenhin steht, von den Medien bange machen; die sind jeden Tag voll mit furchteinflößenden Kündigungsplänen, spektakulären Pleiten und dramatischen Niederlagen. Was aber nicht wirklich an „der bösen Welt“ liegt, sondern eher daran, dass Storys über Glück und Gelingen niemanden interessieren.

- **Die Arbeitslosenstatistik.** Ab vierzig ist die immer für einen Dämpfer gut. Dabei finden auch Frauen über vierzig regelmäßig neue Jobs, nur dass es dafür keine Extra-Statistik gibt. Da hilft es, sich vor Augen zu führen, dass Statistiken nichts anderes sind als dürftige Wahrscheinlichkeitsberechungen, die rein gar nichts über Ihre persönliche Zukunft aussagen. Anders ausgedrückt: So lange es nicht um klare hundert Prozent geht (und darum geht es so gut wie nie) haben Sie immer eine Chance.

- **Die Angst.** Entscheidungen, Veränderungen, das Neue und Unbekannte – das mulmige Gefühl angesichts solcher Dinge ist völlig normal. Ein Erbe aus Höhlenzeiten, das unsere Vorfahren vor allzu großer Risikobereitschaft schützen sollte. Und wenn bei denen nicht gelegentlich die Neugier (oder die Not) über die Angst gesiegt hätte, säßen wir wohl heute noch in Höhlen herum. Merke: Risiko gehört zum Leben, und im Rückblick wird sofort klar, dass man schon Dutzende Entscheidungen und Veränderungen vielleicht am Anfang holprig oder widerwillig, aber letztlich doch ganz prima bewältigt hat.

Es ist sinnvoll und richtig, vor größeren Entscheidungen sämtliche Risiken zu bedenken, die damit verbunden sein könnten. Es ist allerdings genauso richtig, dass sich hinter einem erklärungsreichen „Ich kann nicht, weil ...“ nicht selten ein „Ich will eigentlich gar nicht“ versteckt.

Exkurs: Sind Sie ein Glas-halb-leer-Mensch?

Die ewigen Pessimisten, die ein zur Hälfte gefülltes Glas grundsätzlich als halb leer ansehen, stehen sich im Leben manchmal einfach nur selbst im Weg. Sie könnten dasselbe Glas schließlich auch fröhlich als halb voll betrachten. Richtig ist beides – aber die eine Perspektive gibt Schwung, während die andere ihn nimmt. Wobei diese Sicht der Dinge wenig mit mutwilliger Muffigkeit zu tun hat, sondern eher damit, dass manche Gemüter nun mal eher „grau grundiert" sind. Genetische Veranlagung, sozusagen.

Gene hin oder her – für alle, die nicht sonntagskindermäßig mit einem „rosa grundierten" Gemüt gesegnet sind, gibt es erfreulicherweise einen kleinen Erste-Hilfe-Kasten, der bei typischen Halb-leer-Befürchtungen hoch wirksam ist:

- **„Don't cross the bridge before you come to it".** Das heißt auf deutsch deutlich weniger poetisch „Mach dir keine Gedanken über ungelegte Eier", ist aber für chronische Pessimisten ein genauso weiser Sinnspruch: Bei mindestens achtzig Prozent aller Befürchtungen handelt es sich nämlich um reine Vermutungen; Gedankenspiele, irgendwelche Vorgänge in der Zukunft betreffend. Grund genug, sie konsequent beiseite zu schieben, bis sie Gegenwart werden und tatsächlich Aufmerksamkeit erfordern. *Wenn* sie überhaupt jemals Gegenwart werden.

- **Wahrscheinlichkeitsrechnung.** Treten Sie gegen Horrorszenarios aller Art mit einer systematischen Wahrscheinlichkeitsrechnung an: Wie oft haben Sie mit Ihren Befürchtungen in der Vergangenheit richtig gelegen? Wie oft haben sie sich im Nachhinein als übertrieben/unbegründet/absurd herausgestellt? Wie groß ist, daraus abgeleitet, die Wahrscheinlichkeit, dass Ihre aktuelle Horrorvorstellung Wirklichkeit wird?

- **Wahrscheinlichkeitsrechnung, zweiter Teil.** „Es wird alles perfekt klappen" und „Es wird total in die Hose gehen" sind nur die Endpunkte der Skala. Dazwischen gibt es unendlich viele denkbare Ergebnisse, die zwar nicht rein weiß sind, aber auch nicht völlig schwarz, sondern aller Wahrscheinlichkeit nach irgendwo zwischen hellgrau und dunkelgrau. Bei akuter Schwarzseherei sollte man sich daher routinemäßig sämtliche vorstellbaren Grautöne vor Augen führen.

Es kommt immer anders, als man denkt – insofern haben die Pessimisten selbstverständlich völlig Recht. Aber es kommt nicht unbedingt schlechter.

Handeln statt durchhängen!

Auf den ersten Blick ist es viel leichter, sich mit seinem Frust irgendwie zu arrangieren, als ihn entschlossen abzuschaffen: Kollektives Jammern über den Job und Lästern über den Chef verschaffen Erleichterung, man muss auch die guten Seiten sehen, und größere Lebensentscheidungen sind nun mal mit unüberschaubaren Risiken verbunden, siehe oben.

Der Haken an dieser Einstellung ist, dass sie möglicherweise irgendwann zum ausgesprochen faulen Kompromiss wird. Da das Leben vermutlich nach einer Runde unwiderruflich vorbei ist, gibt es jedoch wenig stichhaltige Gründe, sich mit unbefriedigenden Lebenslagen dauerhaft zu arrangieren. Und wer im stillen Kämmerlein erkennt, dass er genau das tut, der bekommt es mit seinen eigenen Selbstvorwürfen zu tun. Etwas krasser ausgedrückt: Irgendwann nimmt die Selbstachtung Schaden, und dadurch wird es nicht unbedingt leichter, anstehende Entscheidungen in die Tat umzusetzen.

Gute Nachricht für alle, die im Energieloch stecken: Handeln hilft! Das muss nicht gleich ein Radikalentschluss sein. Schon kleine Aktionen wie ein *konsequentes* tägliches Verwöhnprogramm spendieren das gute Gefühl, das eigene Leben wieder in den Griff zu bekommen – und die Energie, bei Bedarf auch größere Aktionen anzupacken.

Dieses Jahr schon Inventur gemacht?

Das ist einer der Kerngedanken der Work-Life-Balance-Theorie: Wer ein möglichst ausgeglichenes Leben führen will, sollte es möglichst regelmäßig auf den Prüfstand stellen. Um zu erkennen, wo er steht, und ob das überhaupt da ist, wo er hinwollte.

Nun ist eine Inventur eine überaus nützliche, aber auch nicht ganz unaufwendige Arbeit, wie jeder weiß, der so was für den Job schon mal gemacht hat. Bei der Lebensinventur ist das ähnlich, nur dass es da wenig zu zählen, aber dafür eine Menge Fragen zu beantworten gibt. Hier die wichtigsten:

- Für welche Lebensbereiche verwenden Sie wie viel Ihrer Zeit? Für welche Ihrer Lebensbereiche würden Sie wie viel Zeit verwenden, wenn Sie die freie Wahl hätten?

- Auf wie vielen Hochzeiten tanzen Sie eigentlich? Welche beruflichen und privaten „Verpflichtungen" haben Sie auf dem Buckel? *Muss* das alles sein? Wie viel Pflicht steckt wirklich dahinter, und wie viel könnten Sie, nüchtern betrachtet, mit mehr oder weniger tiefem Bedauern abstellen?

- Nur mal angenommen, heute wäre der letzte Tag Ihres Lebens. Wenn Sie zurückblicken: Auf wie viel Spaßanteil, Glück und erfüllte Träume kommen Sie – und auf wie viele Dinge, die Sie noch nicht ausgelebt oder immer wieder auf später verschoben haben?

- Wenn Sie sich Ihre Lebenslage so anschauen: Sind Sie da, wo Sie hinwollten? Wo wollten Sie eigentlich hin? Was hindert Sie, dahin zu kommen?

Der gestresste Durchschnittsmensch erkennt bei der Inventur nicht selten: a) eine womöglich zu große Kompromissbereitschaft gegenüber gewissen Dingen des Lebens; b) die Möglichkeit, dass sich mit ein bisschen Schwung und Mut durchaus einiges verändern ließe. Er erkennt darüber hinaus aber vielleicht auch, dass er selbst die berüchtigten „Dinge, die sich nun mal nicht ändern lassen" ändern kann: Entweder, indem er sich selbst ändert und seinen Frieden damit macht, anstatt sich weiter darüber aufzuregen. Oder indem er einfach geht. Denn auch das ist eine Möglichkeit – sofern man die üblichen Fragen von Anstand/Moral/Risiko mal völlig außen vor lässt.

Anlauf nehmen für den großen Sprung

Das Gute an der kleinen persönlichen Jahresinventur ist: Niemand steht mit der Stoppuhr hinter Ihnen, verlangt konkrete Angaben und macht Stress, sobald irgendwo Ungereimtheiten auftauchen. Ihre Inventurergebnisse sind ganz allein Ihre Angelegenheit – und es ist auch ganz allein Ihre Angelegenheit, wie Sie damit umgehen.

Wenn alles im grünen oder wenigstens grüngelben Bereich ist, stehen sowieso kaum größere Entschlüsse an. Doch selbst wenn die Inventur unübersehbare Unzufriedenheits-, Frust- und Stressbereiche zu Tage fördert, heißt das noch lange nicht, dass sofortige, umfassende Gegenmaßnahmen unumgänglich sind. Zwar tauchen in Film und Fernsehen immer mal wieder Powerfrauen auf, die kurzentschlossen in einem Aufwasch sowohl ihre Beziehung als auch ihren Job hinschmeißen. Doch derart heroische Anwandlungen sind nur bedingt wirklichkeitstauglich. Große Entscheidungen reifen ziemlich langsam; in der Regel dauert es ein paar Jahre, bis man einschlägige Inventurergebnisse wirklich *klar sieht*

Für alle, die sich an dieser Stelle mit Selbstvorwürfen traktieren, weil sie schon so lange wissen, wo und warum es in ihrem Leben hakt, aber bisher einfach nicht den Hintern hochbekommen haben: Immer mit der Ruhe, diese Phase ist erstens total normal; außerdem schützt sie vor Sponti-Aktionen, die man später bereut. Und zweitens bietet sie Gelegenheit, sich auf den großen Sprung vernünftig vorzubereiten.

Hier die sinnvollsten Vorbereitungsmaßnahmen für größere Sprungpläne:

- **Kleine Selbstdiagnose,** eventuell mit Hilfe guter Freunde: Was kann ich richtig gut? Was interessiert mich am meisten? Womit könnte ich Geld verdienen? Was kann ich zugegebenermaßen eher nicht so gut? Nützliche Fragen, wenn es um die Ausrichtung der beruflichen Zukunft und um die Bewerbung auf Stellen geht, die *wirklich* gut zu Ihnen passen.

- **Einsatz für ein gutes (Zwischen-)Zeugnis.** Wer weiß, dass er in absehbarer Zeit kündigen will, sollte sich noch mal mindestens ein halbes Jahr so richtig ins Zeug legen. Das lässt den Chef frühere Motivations- und Leistungstiefs vergessen und sorgt für die Traum-Bewertung, die Ihnen bei zukünftigen Bewerbungen möglicherweise die entscheidenden Pluspunkte verschafft.

- **Möglichst viel Fortbildung.** Die neuen Kenntnisse verschaffen Ihnen nicht nur mehr Kompetenz, sondern auch mehr Selbstsicherheit. Und sie beeindrucken potenzielle Arbeitgeber.

- **Lebensstandard auf den Prüfstand stellen.** Oft genug bringt ein neues Lebenskapitel zwar weniger Stress und Frust, aber auch (erst mal) weniger Geld. Da ist es ausgesprochen sinnvoll, sich rechtzeitig darüber klar werden, was genau nun eigentlich wirklich und wahrhaftig ein *Must* ist und was nur ein *Must have*. Merke: Es muss nicht immer Kaviarextrakt sein – umständehalber tut es auch eine Augencreme aus dem Supermarkt.

- **Sparen.** Keine leichte Übung, solange das Gehalt noch regelmäßig reinkommt – aber trotzdem unbedingt empfehlenswert: So können Sie sich selbst beweisen, dass Sie in der Lage sind, auch mit weniger Kohle klarzukommen. Und Sie legen sich für magere Zeiten ein kleines Stress reduzierendes Finanzpolster zu.

Wer sich (noch) nicht bereit für größere Entscheidungen fühlt, kann sich Rat und Hilfe von Coaching-Experten, Mentoren oder Therapeuten holen. Und er hat eine ganze Reihe von kleineren Sprungübungen zur Auswahl: längeren unbezahlten Urlaub, Sabbatical, Versetzung, Runterschalten auf halbe Stelle, zur Not auch eine längere Krankschreibung. Mit Beifall vom Chef ist für diese Aktionen zwar nicht zu rechnen, aber was soll's: Sie verhelfen zu einer Atempause, die möglicherweise der erste Schritt in Richtung eines neuen Lebenskapitels ist.

You can do it if you really want...

Plattitüde, aber trotzdem wahr: „Man bereut im Leben nicht die Dinge, die man gemacht hat, sondern nur diejenigen, die man *nicht* gemacht hat." Da trifft es sich gut, dass da, wo ein Wille ist, auch fast immer ein Weg ist. Was ebenfalls als Plattitüde gilt. Aber meistens nur so lange, bis eine Medienmeldung – zum Beispiel über Ski-Abfahrtsläufer mit Beinprothese bei den Paralympics – ein Schlaglicht darauf wirft, welche schier unglaublichen Geschichten diese „Binsenweisheit" jeden Tag aufs Neue hervorbringt.

Es ist eben tatsächlich kaum etwas unmöglich – jedenfalls sofern ein paar Grundvoraussetzungen stimmen:

- **Konsequenz.** Starke Entschlüsse sind viel, aber nicht alles. Es gehört auch handfeste (und oft genug harte) Arbeit dazu, die eigenen Träume zu verwirklichen. Per Kündigung den Sprung in einen neuen Lebensabschnitt zu wagen, ist ausgesprochen mutig – aber trotzdem fällt einem dafür nur selten „als Belohnung" das große Glück einfach so in den Schoß. Anpacken ist angesagt, und das vielleicht für ein ganzes Weilchen.

- **Ausdauer.** Immer schön auf den eigenen Akku achten und regelmäßig tanken, siehe Kapitel 2; schließlich verschlingen große Lebensentscheidungen viel Energie. Umso wichtiger ist es, dass für die Zeit danach und die damit verbundenen neuen Herausforderungen genug Kraft übrig bleibt.

- **Weitblick.** Und zwar nach vorne, nicht nach hinten. Die Versuchung ist zwar groß, ständig zurückzuschauen, zu vergleichen nach dem Motto „Was hat mir meine Entscheidung gebracht?“, „Was habe ich dadurch verloren?“ Aber erstens kostet das Energie, die man für wichtigere Dinge braucht. Und zweitens zeigt die Erfahrung, dass eine halbwegs sachliche Beurteilung dieser Fragen erst viele Jahre später möglich ist. Grund genug, sich derartige Überlegungen möglichst lange zu verkneifen.

- **Hartnäckigkeit.** Auch über die erste Enttäuschung, die erste Niederlage hinweg. Denn selbst wenn das niemand gerne hört: Ganz ohne Zwischentiefs geht es beim Sprung in ein neues Lebenskapitel selten ab. Doch erfahrungsgemäß sind auch Enttäuschungen zu irgendwas gut, Niederlagen sind im Rückblick fast immer wesentlich harmloser als sie spontan erscheinen – und Umwege führen oft genug nicht weg vom Ziel, sondern einfach nur anderswo hin.

- **Flexibilität.** Vorbildliche Werte in den Bereichen Konsequenz, Ausdauer, Weitblick und Hartnäckigkeit sind trotzdem keine Garantie dafür, dass man da ankommt, wo man hin will. Was aber nicht tragisch ist, sondern ausgesprochen spannend, schlicht weil unser Vorstellungsvermögen für unvorhergesehene Ergebnisse nicht ausreicht. Merke: Anderswo als am erträumten Ziel ist es zwar *anders*, aber möglicherweise bei Licht betrachtet auch ganz schön. Vielleicht sogar noch ein bisschen schöner.

Große Wunder gibt es nicht. Aber kleine. Selbst wer den Chef zum Mond schießt und mit Sack und Pack in ein Sonnenparadies am Mittelmeer zieht, wird dadurch nicht unbedingt zu einem Vorbild an innerer Ruhe und Ausgeglichenheit. Denn die starken Entschlüsse setzen zwar dem Jobstress, aber nicht unbedingt dem Hausmacherstress ein Ende, tja. Doch andererseits liefert der entschlossene Sprung in ein neues Lebenskapitel so viel Stolz auf den eigenen Mut, so große Glücksgefühle und so viel Energie, dass sich damit auch die selbstgemachten Stressmacher besiegen lassen - nicht immer, aber immer öfter.

Literaturtipps

1. Sabine Asgodom: Eigenlob stimmt. Erfolg durch Selbst-PR. Econ Verlag München, 4. Auflage 2001

2. Ulrich Dehner: Die alltäglichen Spielchen im Büro. Wie Sie Zeit- und Nervenfresser erkennen und wirksam dagegen vorgehen. Campus Verlag Frankfurt/Main, 2. Auflage 2001

3. Daniel Goleman: EQ² - Der Erfolgsquotient. dtv München, 2. Auflage 2001

4. Gitte Härter: Ja-nein-vielleicht? Entscheidungen leichter treffen. BW Bildung und Wissen Verlag Nürnberg, 2. Auflage 2005

5. Marie-France Hirigoyen: Mobbing. Wenn der Job zur Hölle wird. dtv München, 2004

6. Stefan Klein: Die Glücksformel oder: Wie die guten Gefühle entstehen. Rowohlt Taschenbuch Reinbek bei Hamburg, 2003

7. Axel Koch, Stefan Kühn: Ausgepowert? Hilfen bei Burnout, Stress, innerer Kündigung. Gabal Verlag Offenburg, 2. Auflage 2001

8. Marion und Werner Tiki Küstenmacher: Simplify your Life – Den Arbeitsalltag gelassen meistern. Campus Verlag Frankfurt/New York, 2005

9. Julie Morgenstern: Making Work Work. New strategies for surviving and thriving in the office. Fireside New York, 2004

10. Dr. Sepp Porta, Günther Zagler: Gib den Stress-Hormonen, was sie brauchen! Was im Körper vor sich geht – was wir gezielt tun können – was uns stressresistenter macht. Kreuz Verlag Stuttgart/Zürich, 2002.

11. Susanne Reinker: Unkündbar! Wie Sie sich für Ihren Chef unentbehrlich machen. BW Bildung und Wissen Verlag Nürnberg, 2005

12. Susanne Reinker: Rache am Chef. Die unterschätzte Macht der Mitarbeiter. Econ Verlag Berlin, 2007

13. Philippe Rothlin, Peter R. Werder: Diagnose Boreout. Warum Unterforderung krank macht. Redline Wirtschaftsverlag Heidelberg, 2007

14. Katrin Saltzwedel: Schnelle Stresskiller fürs Büro. Entspannung und Energie im Handumdrehen. Urania Verlag Stuttgart, 2005

15. Lothar J. Seiwert: Balance your Life. Die Kunst, sich selbst zu führen. Piper Verlag München/Zürich, 2. Auflage 2005

16. Reinhard K. Sprenger: Die Entscheidung liegt bei dir. Wege aus der täglichen Unzufriedenheit. Campus Verlag Frankfurt/Main, 9. Auflage 2000

17. Reinhard K. Sprenger: Das Prinzip Selbstverantwortung. Campus Verlag Frankfurt/Main, 10. Auflage 1999.

18. Cornelia Topf, Rolf Gawrich: Das Führungsbuch für freche Frauen. Redline Wirtschaft im Verlag Moderne Industrie München, 3. Auflage 2005

Über die Autorin

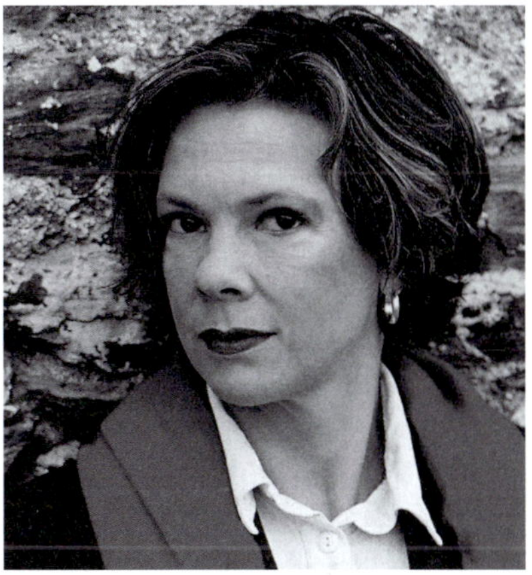

© Foto: Ari Hantke

Susanne Reinker arbeitete nach dem Studium für das Goethe-Institut und war Pressesprecherin in der Filmbranche.

Seit 2003 schreibt sie Bücher: In „Das Job-Lexikon“ (2004) und „Unkündbar!“, mit dem sie 2005 erstmals den Sprung in die Wirtschafts-Bestsellerlisten schaffte, erklärte sie die Spielregeln für Berufsstart und Karriere. „Rache am Chef“ (2007), eine bissige Untersuchung der Beziehungen zwischen Vorgesetzten und ihren Mitarbeitern, kletterte bis auf Platz 10 der Spiegel-Bestsellerliste. Ein weiteres Buch zu diesem Thema ist in Planung.

Mehr über Susanne Reinker im Internet: www.susanne-reinker.de

3. Leistung ist gut, gute Laune ist besser

Menschliche Qualitäten als Schlüssel zum Erfolg

„Ein Mensch ohne Lächeln sollte kein Geschäft aufmachen."

Chinesisches Sprichwort

Schon mal was von „Soft Skills" gehört? Wer keine ausreichende Fachkompetenz vorweisen kann, wird es kaum ins Finale einer Bewerbungsrunde bringen. Doch ist erst mal ein Job gefunden und die Probezeit überstanden, dann sind in immer stärkerem Maße Eigenschaften gefragt, die mit dem gesammelten Wissen rein gar nichts zu tun haben. Karriereratgeber und Soziologen nennen sie „Soft Skills", „Sozialkompetenz" oder „emotionale Intelligenz". Gemeint ist die Fähigkeit, gut mit den eigenen Emotionen und denen der anderen umzugehen. Und das wiederum bedeutet im Klartext:

- die eigenen Gefühle, Sympathien, Antipathien und Stimmungsschwankungen halbwegs im Griff haben;
- seiner Umwelt ein Mindestmaß an Aufmerksamkeit, Freundlichkeit und aufrichtigem Interesse entgegenbringen;

- Egotrips durch Kompromissbereitschaft und Teamarbeit ersetzen;

- auf den Einsatz von Kritik mit dem Holzhammer verzichten und dafür gelegentlich ein paar Anstrengungen in Sachen Selbstkritik unternehmen;

- nicht nur Chefs, Erbtanten und andere Wichtigmenschen in den Genuss all dieser wunderbaren Eigenschaften bringen, sondern auch alle anderen, mit denen man im Laufe eines Tages in Berührung kommt, vom Briefträger bis zur Kassiererin.

Hohe Sozialkompetenz bringt allgemeine Anerkennung, auch wenn die Leistungen eher Durchschnitt sind. Denn ein angenehmes Wesen prägt das Image nachhaltiger als „nur" Erfolgsmeldungen auf der Arbeitsebene.

Für „Macher“ und Perfektionisten ist das gelegentlich eine bittere Pille: Sie hetzen von einer Aufgabe zur nächsten, verzichten auf Pausen und Privatleben, holen rücksichtslos das Letzte aus sich (und anderen) heraus, um die Firma voranzubringen – und trotzdem riskieren sie, dass ihre Karriere genau dadurch auf der Strecke bleibt. Ganz einfach, weil sie mit ihrer einseitigen Ausrichtung auf Leistung im Laufe der Zeit zu viele Mitmenschen vor den Kopf gestoßen, verprellt, verärgert oder enttäuscht haben. (Gelegentliche Ausnahmen, die es trotzdem bis an die Spitze von Weltkonzernen bringen, bestätigen letztlich die Regel, wie sich dann meistens irgendwann in Klatsch-Biografien und Enthüllungsberichten nachlesen lässt.)

Herzensbildung für den Arbeitsplatz. Wenn Sie sich von Geburt an durch ein ebenso ausgeglichenes wie einfühlsames Wesen auszeichnen, weder mit Kritik noch mit Kompromissen das leiseste Problem haben und in Ihrer Umgebung allgemein beliebt und anerkannt sind: herzlichen Glückwunsch! Sie können den Rest dieses

Kapitels überspringen, denn Sie machen automatisch richtig, was andere Leute zum Teil erst mühsam lernen müssen.

Kleine Pausen, große Wirkung. Nicht jedes Gespräch am Arbeitsplatz muss sich zwangsläufig um Pflichten drehen, im Gegenteil – hier und da ein privater Plausch macht das Jobleben für die meisten Menschen erst erträglich. Genau deshalb sollte für einen kurzen Plausch zwischendurch auch im größten Stress hin und wieder Zeit sein. „Keine Zeit" ist als Ausrede nur begrenzt tauglich, denn Zeit hat man rein theoretisch immer satt. Es stellt sich allein die Frage, *wofür* man sich Zeit nehmen will.

Erfolgreiche Führungskräfte gönnen sich daher trotz vollgepackter Schreibtische bereitwillig fünf Minuten (bei wichtigen Gesprächspartnern auch gerne mehr), wenn sich die Gelegenheit zu einem kleinen „informellen" Gespräch bietet. So bleibt vielleicht Arbeit liegen, aber deren schnelle Erledigung ist unterm Strich sowieso längst nicht so wichtig wie die tägliche Beziehungspflege.

> Lieber Arbeit liegen als die anderen stehen lassen.

Aufmerksamkeit ist Trumpf. Der gepflegte Fünf-Minuten-Smalltalk bekommt menschlichen Tiefgang immer dann, wenn Sie Ihrem Gesprächspartner aufrichtiges Interesse entgegenbringen und nicht gleich wieder vergessen, was er Ihnen so erzählt. Viele sonst eher um Distanz bemühte Chefs (und die Kollegen sowieso) geben in dieser Gesprächssituation nämlich kleine persönliche Dinge preis, vom bevorzugten Urlaubsland bis zum anstehenden Kindergeburtstag. Wer sich diese persönlichen Details merkt, hat immer einen Anknüpfungspunkt für das nächste kleine Zwischendurchgespräch („Im neuen GEO steht ein Artikel über Ihre Lieblingsgegend!", „Wie war der Geburtstagskuchen?") und kann so ein bisschen beziehungsfördernde Nähe herstellen.

Am erfolgreichsten sind Sie mit Ihren Gesprächsangeboten, wenn Sie unaufdringlich vorgehen und sich auf unverfängliche Themen beschränken, anstatt Chefs und Kollegen voller Mitgefühl auf ihre letzten Patzer anzusprechen.

Die Gefühle unter Kontrolle. Nichts einleuchtender als das. Und kaum etwas schwieriger als das, besonders im Arbeitsleben, wo erstens immer alle unter Zeitdruck sind und man zweitens zur Zusammenarbeit auch mit solchen Leuten gezwungen ist, die man nun mal partout nicht leiden kann. Und trotzdem sind alle Anstrengungen, seine Mitmenschen mit heftigeren Stimmungsschwankungen möglichst zu verschonen, garantiert die Mühe wert – und zwar nicht nur am Arbeitsplatz, sondern auch im Privatleben.

Vorsicht vor schnellen Urteilen. Spontane Sympathie ist immer eine angenehme Sache für den, der in ihren Genuss kommt. Problematisch wird es erst dann, wenn die Sympathie genauso plötzlich wie unerklärlich wieder entzogen wird und den Betroffenen damit völlig verunsichert zurücklässt. Und wenn sie von ihrer unangenehmen Kehrseite, der Abneigung, begleitet wird. Leute mit einer starken Neigung zur spontanen Sympathie entwickeln nämlich häufig genauso spontan starke Aversionen gegen bestimmte Mitmenschen, ohne dass die jemals dahinterkommen könnten, was eigentlich los ist. In der Geschäftswelt ist diese Neigung zum schnellen Urteil über „nett“ und „blöd“ (die übrigens in Karriereratgebern überwiegend Frauen zugeschrieben wird) lästig bis fatal und auf alle Fälle ein Zeichen mangelnder Professionalität.

Ihr Chef interessiert sich nicht für Ihre persönlichen Sympathien und Abneigungen, sondern ausschließlich für die Leistungen, die seine Mitarbeiter als Team zustande bringen.

Stimmungsbarometer möglichst stabil halten. In der Regel sind spontan vergebene Sympathiewerte ebenso wie der Grad an Freundlichkeit, Kritikfähigkeit und allgemeiner Nervenstärke schlicht und ergreifend von der Tagesform abhängig, sprich: von der Laune. Ist sie gut bis strahlend, dann ist alles bestens, der Job ein Traum, Kollegen und Chefs die denkbar besten unter der Sonne und jeder Scherz ein Treffer.

Aber wehe, sie ist schlecht. Dann sind Krach und Knatsch schneller auf dem Tisch als der erste Kaffee, und das oft aus heiterem Himmel. Denn Laune ist ansteckend. Gute, aber auch schlechte. Wer morgens schon mit schlechter Laune ins Büro kommt, hat todsicher spätestens ein Viertelstündchen später Krach mit drei Kollegen. Und noch ein Viertelstündchen später Knatsch mit dem Chef. Vorgesetzte sehen es nämlich grundsätzlich am liebsten, „wenn sich alle vertragen“: Dann bringen ihre Schäfchen ordentliche Leistungen, anstatt kostbare Arbeitszeit mit Gezänk zu verschwenden, dem sie dann irgendwann als salomonische Schlichter ein Ende setzen müssten (eine Rolle, die Chefs erfahrungsgemäß weder gerne noch gut spielen).

Daraus folgt: Vorgesetzte wissen Leistung bestimmt zu schätzen. Doch zuverlässig gute Laune schätzen sie noch ein bisschen mehr. Und das ist ein genialer Grund, mit gutem Gewissen selbst im größten Stress einen Gang zurückzuschalten und dafür die anderen wieder mit einem freundlichen Lächeln zu beglücken.

Im Notfall können Sie die schlimmsten Schlechte-Laune-Schäden vermeiden, indem Sie die anderen gleich morgens warnen: „Heute ist nicht mein Tag.“ Da weiß jeder gleich Bescheid und kommt Ihnen lieber nicht zu nahe.